ZI WO
SHI BIE
XIN LI
ZHANG AI

自我识别心理障碍

主　编　袁勇贵　徐　治

副主编　杨　忠　沈鑫华
　　　　　朱记军　曹　音
　　　　　郑爱明

东南大学出版社
SOUTHEAST UNIVERSITY PRESS

·南京·

图书在版编目(CIP)数据

自我识别心理障碍 / 袁勇贵,徐治主编. — 南京:
东南大学出版社,2015.5
　ISBN　978 - 7 - 5641 - 5700 - 5

　Ⅰ.①自… 　Ⅱ.①袁… 　②徐… 　Ⅲ.①精神障
碍—诊疗 　Ⅳ.①R749

中国版本图书馆 CIP 数据核字(2015)第 090140 号

自我识别心理障碍

出版发行	东南大学出版社	
出 版 人	江建中	
责任编辑	褚　蔚(Tel:025 - 83790586)	
社　　址	南京市四牌楼 2 号	
邮　　编	210096	
经　　销	全国各地新华书店	
印　　刷	扬中市印刷有限公司	
开　　本	700 mm×1000 mm　1/16	
印　　张	12.75	
字　　数	250 千字	
版　　次	2015 年 5 月第 1 版	
印　　次	2015 年 5 月第 1 次印刷	
书　　号	ISBN　978 - 7 - 5641 - 5700 - 5	
定　　价	29.80 元	

(本社图书若有印装质量问题,请直接与营销部联系。电话:025 - 83791830)

编委会名单

主　编　袁勇贵　徐　治

副主编　杨　忠　沈鑫华

　　　　　朱记军　曹　音

　　　　　郑爱明

编写人员（按姓氏笔画为序）

尤加永　毛圣芹　吕永良　朱记军　朱益丰　宇　辉

牟晓冬　李　勇　李　磊　李华杰　李英辉　李晶晶

李　毅　杨　忠　余来红　汪天宇　沈鑫华　张文跃

张燕红　陈　科　陈青松　陈素珍　陈惠玲　易天军

季　凯　郑爱明　袁勇贵　钱　云　徐　治　唐　勇

梅　刚　曹　音　焦公凯　褚　蔚　谢　健　端木欣荣

前　言

随着社会经济的飞速发展、生活节奏的加快和人们生活水平的不断提高,心理健康问题已日益成为社会各界共同关注的热点问题。我国社会各阶层群体的心理健康状况不容乐观,据世界卫生组织报道,目前我国有心理问题的人在2亿~3亿,目前抑郁症患者就超过2 600万,但只有不到10%的人接受了相关药物治疗。另据2007年北京心理危机研究与干预中心发布的《我国自杀状况及其对策》数据,在我国每年有28.7万人死于自杀,200万人自杀未遂,而这些人当中,只有9%在精神科就诊过。预计,到2020年我国精神疾病负担将上升到疾病总负担的1/4。人们一方面有着迫切追求心理健康的愿望,另一方面对心理障碍认识严重不足。

鉴于对心理障碍的认识偏见和病耻感,人们往往无法及时发现和识别心理问题,也不知如何应对心理问题,更不愿意求助于就诊和求助于医生,使得心理障碍患者的病情一再被耽误,生存质量下降,社会负担加重。

本书着眼于人群中常见心理问题和障碍的识别与防治对策,并关注儿童青少年、老年人、女性等特殊人群的心理问题,以普通大众为阅读对象,采用问答的形式,生动简洁,努力为普及心理卫生知识起到积极的作用。

由于编者水平有限,书中难免有疏漏谬误之处,恳请广大读者批评指正。

袁勇贵　徐治
2015.1.25

目　录

抑郁症是当前常见的心理疾病。目前,全球抑郁症患者达3.5亿人,每年因抑郁症自杀的死亡人数高达100万。抑郁症不意味着个人的软弱或应对能力不足,也不是酒足饭饱后的无病呻吟,抑郁症被认为是产生于化学物质失衡(如NE、5-HT、DA)。此外,应激性环境和其他心理社会因素也可导致抑郁症发生。抑郁症影响包括躯体、心境、思维的整个身体,伴有注意力不能集中、记忆力下降、自我评价过低、对日常事物丧失兴趣、没有愉快感、自觉思考能力下降、睡眠质量下降甚至彻夜不眠或早醒、经常感到疲倦乏力、身体局部不适(如胸闷、心慌、头痛、背痛等)、体重下降、食欲减退、性欲下降,经常哭泣,紧张、害怕,反复出现想死的念头或有自杀行为等。抑郁症患者常有痛苦的内心体验,是"世界上最消极悲伤的人",自杀率高达12%~14%,所以被称为"第一心理杀手"。

面临毕业的大学生为"饭碗"焦虑,衣食无忧的大老板为生意焦虑,邻居阿姨为儿子找媳妇焦虑,风光无限的女白领却同时为工作进程和家庭问题焦虑……随处可见的焦虑人群似乎印证一个不争的事实:人人都产生过焦虑情绪。适度的焦虑是有益的。只有焦虑过度,焦虑无明确的诱因或只有微弱的诱因时,才能视为病理性的。焦虑障碍往往严重影响家庭关系、社交能力,慢性焦虑障碍可以导致功能残疾。

惊恐障碍是焦虑症的一种,又称急性焦虑障碍,病人往往感到一种突如其来的惊恐体验,伴有严重的植物神经紊乱症状,有些人出现濒死感或者失控感。病人常出现胸闷、心慌、呼吸急促或困难、头昏、头晕、头痛、肉跳、全身发抖、出汗、四肢和口角麻木等诸多症状中的一种或几种。这些症状会让病人觉得身体出了大问题,似乎将要死去,因而或奔走,或惊叫,或四处求救。到急诊室抢救,各种检查往往全部正常或仅仅窦性心动过速,让病人、家属和很多医生十分费解。有些家属还不理解病人为何十分难受却查不到任何疾病,甚至误以为是装病,这实在是天大的冤枉!因为这是一种常见的心理疾病——惊恐障碍。

强迫症是以反复出现强迫观念和(或)强迫行为为基本特征的一类神经性障碍。

强迫观念是以刻板形式反复进入患者意识领域的思想或观念,往往是没有意义、不必要的或多余的。患者虽意识到这些,也很想摆脱,但又无能为力,因而感到十分痛苦。

强迫行为就是指反复出现的,刻板的仪式动作,患者明知不合理,但又不得不做。这种行为的出现往往是为了减轻强迫观念所引起的焦虑不安而采取的顺应行为,正如许多患者所述:"不那样做心里就不舒服,做了心里会暂时舒服些"。其中以强迫性检查和强迫性清洗最为常见。

90％的患者既有强迫观念又有强迫行为。

患有恐怖症的人往往感到非常痛苦,严重时会影响到正常的生活、工作和学习,更有甚者会出现轻生的念头与行为。然而大多数患者都不了解这是一种疾病——一种心理疾病。

恐怖症的就诊率偏低,只有约1/4的患者接受治疗。原因有以下两方面:一种是患者往往通过回避恐怖的情境、物体或活动来避免恐惧;另外,患者不认为这是一种疾病,误以为是自己过分脆弱胆小,而羞于求医。专家指出只要接受适当的治疗,85％～95％患者的病情往往能得到明显的改善。

创伤后应激障碍典型的临床症状包括:(1)持续地重新体验到这种创伤事件。如:① 反复闯入性地痛苦地回忆起这些事件;② 反复而痛苦地梦及此事件。(2)对创伤伴有的刺激作持久的回避,及对一般事物的反应显得麻木。如:① 努力避免有关此创伤的思想、感受或谈话;② 努力避免会促使回忆起此创伤的活动、地点或人物;③ 不能回忆此创伤的重要方面;④ 明显地很少参加有意义活动或没有兴趣参加;⑤ 有脱离他人或觉得他人很陌生的感受;⑥ 情感范围有所限制(例如,不能表示爱恋)。(3)警觉性增高的症状,表现为:① 难以入睡或睡得不深;② 激惹或易发怒;③ 难以集中注意。

人的一生,1/3的时间在睡眠中度过。如果您的睡眠良好,也许对失眠不以为然;然而,一旦加入了失眠者的行列,您便会在夜深人静之时体会到那苦不堪言的滋味。据统计,世界上每10人中就有1人失眠,每3人中有1人偶尔失眠过,50岁以上的人有80％睡眠不香或睡眠很少,甚至连儿童也失眠。

在人的神经系统中,大脑是最复杂的一个部分。将大脑比作人体的司令部的话,大脑皮层细胞则好比是司令员。大脑皮层细胞的活动十分复杂,虽然归结起来只有"兴奋"和"抑制"两种状态,但这两种状态的转换过程却极为复杂,因"兴奋"和"抑制"这两种作用在大脑皮层细胞里相互对抗、相互制约而又相互统一,在一定条件下又可以相互转化。它必须保持一定的平衡,人才能进行日常的活动和适应复杂的环境,才能使人维持觉醒或睡眠状态。如果这种平衡状态被打破,或其活动规律受到干扰,应该抑制时不能抑制,而仍然维持兴奋状态,这就引起失眠。

记忆障碍指有关记忆机能的失调或失控。表现为识记和回忆发生困难,输入的信息不能贮存或难以检索。一般分为识记障碍和回忆障碍两大类,也可细分为识记、保持、再认、回忆等机能的障碍。造成记忆障碍的疾病很多,我们重点介绍各种痴呆的防治。

常见的痴呆症就是老年性痴呆(又称阿尔茨海默病)和血管性痴呆。血管性痴呆往往由于脑部血管多处发生小梗塞所引起的。老年性痴呆是引起老年人痴呆的最主要的疾病。老年性痴呆患者的大脑内部出现了许多不能清除的沉淀物,而且大脑神经元数量大量减少,出现脑萎缩。由于神经元数量的锐减就会导致脑力衰退、情感和性格变化,最终严重影响日常生活能力。

进食障碍主要指以反常的摄食行为和心理紊乱为特征,伴有显著体重改变和/或生理功能紊乱的一组综合征,主要包括神经性厌食、神经性贪食和神经性呕吐。

神经性厌食症的核心症状是怕胖而有意节食。有些患者骨瘦如柴,但仍认为自己很胖,存在明显的认识偏差。

神经性贪食症的核心症状是难于克制的暴食。发作时进食量大速快,甚至吃到"再也吃不下"为止! 事后因害怕体重增加,而采取"抵消"措施,如:过度运动、诱发或自发呕吐、导泻等。

神经性呕吐常与心理社会因素有关,通常在紧张、心情不愉快、内心冲突等情况下发生。

临床上,体内贮积脂肪量≥理想体重的20%称为肥胖,肥胖症是指体内脂肪堆积过多和(或)分布异常,体重增加,是一种多因素的慢性代谢性疾病。

女性每天饮酒不超过1个酒精单位、男性每天饮酒2个酒精单位较为适宜。如果饮酒过度或长期酗酒就可能导致成瘾,滥用酒精会损伤内脏器官,还会直接损害大脑组织,对情绪、人格、记忆和学习能力都会有明显的损伤。酒精会减慢神经递质的传递,进而影响大脑功能。

有些人以为小小的疼痛根本没什么,以为它和疾病没什么联系的,其实不然,世界卫生组织已明确指出:急性疼痛是症状,慢性疼痛是疾病。临床上把具有以"疼痛"为主要症状的疾病称为"疼痛性疾病",简称"疼痛病"。

疼痛还是一种复杂的生理心理活动,一般说来,与心理疾病有关的疼痛包括紧张性疼痛、暗示性疼痛、抑郁性疼痛、焦虑性疼痛、疑病性疼痛、更年期综合症性疼痛。上述这些疼痛往往持续时间长,反复发作,虽然程度不特别严重,但因躯体治疗效果不佳而折磨着病人。因此,当各科医生面临着临床上查无器质性证据的慢性疼痛时,要考虑到心理疼痛的可能性,有针对性地做治疗,这才是根治这类疼痛的最佳途径。

精神分裂症是一种严重的脑部疾病,有三大类症状:

(1) 阳性症状,指的是一个人正常思维的扭曲,表现出"精神病性"行为。有这些症状的人无法区分哪些是现实的、哪些是想象出来的。包括:幻觉、妄想、思维障碍、动作行为障碍。

(2) 阴性症状,指的是情感表达困难或异常,包括:用平淡的语调说话,没有面部表情,行为没有计划性和持久性等。一个有阴性症状的精神分裂症患者,可能看起来像抑郁症。

(3) 认知障碍,很难被观察到,但会导致患者难以工作或生活自理。包括:做决定困难,难以运用新知识,注意集中困难。

双相情感障碍,也叫躁狂抑郁症,是一种严重的脑功能障碍。双相障碍会导致剧烈的情感波动,使人在过分的高亢和易怒到悲伤与无望之间反复,同时,常常有一个平稳的间歇期位于两者之间。精力和行为的剧烈改变常伴随着心境上的改变。心理起伏的高潮期和低谷期分别叫作躁狂相和抑郁相。有些时候,躁狂和抑郁的症状会同时出现,称为双相混合态。

由于双相障碍是一种反复发作的疾病,所以需要强调长期预防性的治疗。

由于儿童青少年处于成长发育阶段，中枢神经系统发育尚未成熟，往往情绪易波动和不稳定，发生情感性障碍时症状不典型，但儿童青少年情感性障碍逐渐受到重视。早期发现、早期诊断、及早治疗对预后至关重要。

本章重点关注：儿童青少年抑郁症、儿童焦虑症、儿童恐惧症、儿童强迫症、青春期焦虑症、学校恐惧症、儿童青少年睡眠障碍等。

老年人往往由于职业功能的丧失，社会参与减少，闲暇独处时间增多，以及家庭成员关系的变化、婚姻状态的改变、经济水平下降等因素，很容易出现空虚、孤独、自我评价下降等。加上老年人慢性躯体疾病较多，因而常常长期服用某些药物，一些药物会对中枢神经系统产生影响。这些有可能构成老年期抑郁和焦虑等心理问题的发病因素。

本章重点关注：老年期抑郁症、老年期焦虑障碍、老年人睡眠障碍等。

如今社会仍是男性居于主导地位，与男性相比，女性遇到身体伤害和性骚扰的机会较多，这些常会使她们自信心降低、自责、在社会交往中孤立自己，进而导致抑郁、焦虑等疾病的发生。除了社会因素外，女性特殊的生理因素不容忽视。女性有几个发病高峰：一个是青春期，一个是妊娠和生产期，还有一个就是更年期。所以单独重点讨论女性相关心理问题十分必要。

本章重点关注：产后抑郁障碍、更年期抑郁症、中老年女性疑病焦虑、女性更年期综合征等。

在综合性医院门诊或病房，我们经常可以看到这样的病人：在就诊或医生查房时，往往会向医生诉说身体的某个方面不适，临床医生一般会根据病人的躯体症状来诊断病人患了何种疾病，却很少关注或忽视了病人的心理疾病。

临床上，很多躯体疾病症状往往与心理疾病症状混淆在一起，给诊断带来了困难：① 心理疾病以躯体症状来表现，如一些抑郁症患者主要表现为头痛、头昏、颈部发紧、腰酸腿痛等躯体不适，症状繁多、部位不固定，但没有器质性病变基础，而情绪悲观、兴趣减少、精力不足等表现可能被躯体症状掩盖。② 心理疾病可能是躯体疾病的一种直接后果。③ 心理疾病可能诱发或促发躯体疾病。④ 心理疾病可能加重了躯体疾病的痛苦。

容易并发心理障碍的躯体疾病有：① 心血管系统疾病，如冠心病、高血压病等。② 神经内科疾病：如帕金森病、脑卒中（脑出血或脑梗塞）、癫痫、阿尔茨海默病等。③ 妇产科疾病：如更年期综合征患者常兼有抑郁和焦虑症状。④ 消化内科疾病：如胃动力障碍、神经性厌食、肠易激综合征等。⑤ 肿瘤：20%～45%的癌症患者在病程的不同阶段会发生重症抑郁。⑥ 内分泌科疾病：如糖尿病、甲状腺功能低下患者常有抑郁、焦虑表现。⑦ 风湿免疫科：如类风湿性关节炎可伴发抑郁等情绪。

■■■ 第一章

抑郁障碍

1 **你是否有过这样的烦恼？**

　　有时候，你常有这样那样的身体疼痛，可就是查不出原因；有时候，你感到心慌、胸闷，可心电图检查却正常；有时候，你情绪低落，连做平时最喜欢的事都打不起精神；有时候，你紧张、恐惧、绝望，感到死亡将要临近，但当送到医院急诊室时又恢复正常；无名的焦虑、感伤长时间挥散不去，却无法向他人诉说；"没劲！郁闷！"不知何时起，成了你的口头禅……

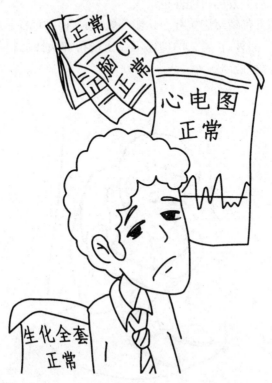

2 抑郁是一种正常的情感反应吗?

"人非草木,孰能无情",正常人都对周围客观事物和内心活动都有一定的情感反应,喜怒哀乐是人之常情,情绪低落在正常人某些时候是完全可以发生的。正常人的心境不是处于不变的稳定水平,而是在一定范围波动:或者倾向于高兴和喜悦,或者倾向于低落和消沉。引起这种情绪波动的原因有两方面:一是由机体外部因素即环境因素引起,常见的是各种负性生活事件,即平时所说的精神刺激,如亲人的离别、死亡、疾病、失恋、婚姻关系破裂、重大财产损失等;二是与机体内部因素或素质有关,其具体机制尚不完全清楚。

3 如何区分正常的抑郁情绪和抑郁症?

首先,正常人的抑郁情绪与境遇相称,如受到不良精神刺激或由精神负担严重所引起,而抑郁症的抑郁症状则与境遇不相称,或并无可引起抑郁情绪的起因,或微弱刺激引起了过大的抑郁情绪反应。

其次,正常人的抑郁有时间限度,刺激引起的抑郁情绪是短暂的,随着时间的推移抑郁情绪会慢慢减轻。而抑郁症的情绪反应则持续较长时间,抑郁发作的病程标准即为至少持续2周,如不经适当治疗,病情迁延,甚至有病期超过2年的慢性抑郁症。有的患者即使缓解,今后复发的可能性也很大。

第三,正常人的抑郁情绪影响社会功能一般较轻,而抑郁症患者则较重,甚至完全丧失生活自理能力。另外,正常人的抑郁不会出现精神病性症状,而抑郁症患者可出现妄想、幻觉等精神病性症状。

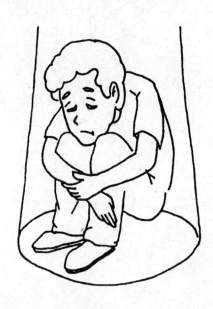

④ 抑郁症是一种什么样的疾病？

抑郁症不意味着个人的软弱或应对能力不足,也不是酒足饭饱后的无病呻吟,如同糖尿病一样,抑郁症被认为产生于血液中的化学物质[5-羟色胺(5-HT)、去甲肾上腺素(NE)、多巴胺(DA)]失衡。此外,应激性环境和其他心理社会因素也可导致抑郁症发生。抑郁症影响包括躯体、心境、思维的整个身体,是心情明显而持久的改变,可以从闷闷不乐到悲痛欲绝,甚至出现不食、不语、不动的所谓"木僵状态",伴有注意力不能集中、记忆力下降、自我评价过低、对日常事物丧失兴趣、没有愉快感、自觉思考能力下降、睡眠质量下降甚至彻夜不眠或早醒、经常感到疲倦乏力、身体局部不适(如胸闷、心慌、头痛、背痛等)、体重下降、食欲减退、性欲下降,经常哭泣、紧张、害怕、反复出现想死的念头或有自杀行为等。

⑤ 抑郁症的患病率有多高？

抑郁症是当前常见的心理疾病。据世界卫生组织统计分析,全球抑郁症的发生率约为3.1%,而在发达国家发病率更是接近6%。预计到2020年,抑郁症将成为仅次于心血管病的第二大疾病。目前,全球抑郁症患者达3.5亿人,每年因抑郁症自杀的死亡人数高达100万。抑郁症患者常有痛苦的内心体验,是"世界上最消极悲伤的人",自杀率高达12%～14%,所以被称为"第一心理杀手"。

⑥ 哪些人易患抑郁症呢？

(1)性别:女性抑郁症的患病率显著高于男性。

(2)年龄:抑郁症的好发年龄为26～30岁和51～55岁。

(3)出生季节:1～3月份出生者易发生抑郁症,其可能原因为:① 1～3月份出生者,气候寒冷,病毒感染机会较多,早产较多。② 乳儿营养易受影响。

(4)社会地位:抑郁发作在底层社会较多。

(5)种族:白人的患病率比黑人高。

(6)婚姻:分居、离婚者最高,已婚和未婚者皆较低。

(7)生活事件:生活事件可对抑郁症的发病起"扳机作用"。生活事件与老年抑郁的发病关系更大。

(8)学历:抑郁症与文化程度的关系较精神分裂症更为密切。

(9)地区:城市中的抑郁症患病率高于农村。也有人认为城市、农村在发病后症状表现不同,对是否易于发现也有关。

7 抑郁症会复发吗？

抑郁症不是一次性疾病。约 1/3 的患者一生中只患一次抑郁症，但是大多数的患者在首次发病后的 2～5 年间会有第二次、第三次抑郁症发作。在老年人中，抑郁症的复发频率更高，持续时间也会更长。

大量临床试验证实：① 若首次抑郁发作仅获得部分缓解，复发的可能性增加四倍；② 第二次复发病程延长 3～5 年；③ 第三次复发，可能成为终生疾患，而且 90％患者会反复发作。

8 抑郁症最危险的后果是什么？

抑郁症最危险的后果是自杀。有学者认为，自杀者中 60％左右患有抑郁症。自杀是人类精神崩溃、自我心理防卫功能降至最低的表现。在"全球疾病负担"研究报告中，自杀自伤居第五位，抑郁症及其他精神障碍所致自杀死亡率占整个人群自然死亡的 40％以上，对人类生存质量、对罹患者个体和社会都造成严重影响。

9 仅服安眠药能治疗抑郁症吗？

抑郁症患者多有睡眠障碍，如入睡困难、早醒、睡眠不深，甚至通宵不眠等，睡眠障碍加重时，抑郁症状会更为严重。因此，一些患者常常单用安眠药改善睡眠障碍，认为睡眠障碍改善，抑郁症就治愈了。其实，安定类药物虽有安眠、抗焦虑作用，但并无显著抗抑郁作用，长期服用不仅可能形成药物依赖性，还可能影响学习和记忆能力。安定类药物与抗抑郁药短期联用是有益的。因此，抑郁症患者应先联用两类药物，睡眠障碍好转以后，可以逐渐减少安定类药物用量，直至停服。

10 抑郁症会遗传吗？

可以肯定，遗传因素对抑郁障碍的发病中起着重要作用，可能不是直接遗传了致病基因，而是遗传了多个与抑郁障碍相关的基因或易感素质。流行病学调查表明，抑郁症患者的家属患同类疾病的几率远高于普通人群，其患病的可能性是普通人的 15 倍，而且血缘关系越近，患病的几率越高。

11 如果有"抑郁基因"，那么抑郁症患者的父母都携带抑郁基因吗？

抑郁的和非抑郁的父母都会携带抑郁相关基因，并将其传给后代。但是，非抑郁成员也许是基因携带者，这一现象表明遗传因素只使个体具有该病的患病倾向或易感性。如果是这样的话，那么必然有一些人已经遗传了这种易感性，并且可能传给其子女，而其自己并没有任何症状。

4

家庭成员相互交往和社会作用显然会对抑郁症是否在各代人之间传播起到很重要的影响。环境因素,如环境应激事件,也会对家庭成员是否患抑郁症产生不同的影响。环境因素似乎决定了已存在的种子(即遗传倾向)是否会成长、开花。

12 躯体因素对抑郁症的发病有着什么样的影响?

(1)药物副作用:服用抗高血压药、抗心律失常药、类固醇药物等时,如果发现抑郁症状,立即就诊改用其他药品。

(2)甲状腺疾病:甲状腺功能不良容易引起抑郁症,使体重增加、感到疲倦、皮肤干燥、便秘和睡眠障碍。

(3)糖尿病:血液中含糖量高导致乏力、疲倦和失眠。

(4)节食减肥:当一个人想减肥而采取急剧节食时,容易出现抑郁症状,因为食物起着重要的镇静作用。

(5)日晒不足:日晒不足会使一些人患抑郁症。某些人由于对褪黑激素非常敏感而患抑郁症,由于这种激素只有在夜间或阳光不足时才能形成,多晒太阳就能治疗抑郁症。

(6)营养不均衡:人体得不到充分的营养,活动水平就会降低,机体内某些维生素和矿物盐不足也会导致抑郁症。

13 心理因素对抑郁症的发病有着什么样的影响?

心理因素是指个性、认知与价值系统、情感态度、行为方式以及社会性心理支持等在疾病过程中的作用。大量的研究表明,心理因素与抑郁的关系较为密切,尤其在老年抑郁的发病中更为明显。因为在负性生活事件的冲击下,个体的心理素质不同,对事件的认知、评价、态度、体验各不相同,激起的情绪反应和应对方式也不同,其中性格内向、敏感、脆弱者易患抑郁症。老年人因机体老化,对躯体疾病及精神挫折的耐受力日趋减退,受各种负性事件影响的机会越多,更易患内源性抑郁。另外,一些研究表明,在抑郁症病人中普遍存在着对应激生活事件采取非积极的应对策略,如否认、逃避、认知歪曲等等。

14 应激性生活事件对抑郁症的发病有着什么样的影响?

在众多因素中,应激性生活事件也称负性事件,在抑郁发生中的作用日益受到重视。应激引起机体生理、神经内分泌、神经生化、免疫功能和心理行为等多方面的变化。抑郁发病时间与应激事件的严重程度有关。在严重负性事件发生的一年内,抑郁发病的可能性较高;中等程度负性事件,作用影响仅持续几个月;而日常生活事件则对抑郁的慢性化发展起叠加作用。生活事件影响抑郁障碍的病程和预后,使病程慢性化或使症状复现或复发。

15 社会文化因素对抑郁症的发病有着什么样的影响?

　　心理疾患的产生除了生物学因素影响以外,还有时代变化与社会转型带来的社会文化因素的影响。随着我国迈入信息化社会,科技进步、生活方式巨变、价值观念更新、生存竞争日益剧烈等,这一切都给人们带来巨大的压力、冲突和困惑。感觉轰炸、信息超载和决策压力过度刺激着人们的心身并导致疾病。社会转型使价值观念从过去的一元化转到现在的多元化,人际关系变得疏远,个体产生孤独感和无所适从、自我价值和安全感不足,原有的社会支持系统不断削弱等,使许多人产生了困惑以及负性情绪,致使各种心理应激因素急剧增加。

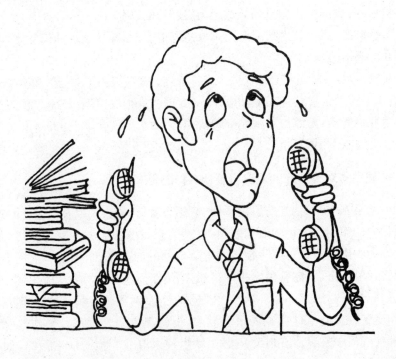

16 社会支持系统在抑郁症的发病中起着什么样的作用?

　　个人的社会支持系统对是否引起抑郁症也有很大的关系,个人的社会支持系统是指那些持久的社会联系。一个人的支持系统的成分包括家庭、朋友、邻居、工作联系以及个人与社会、宗教或组织机构成员的联系。遭遇生活问题尤其是严重的生活事件后,如果能获得支持系统的精神物质的援助,则有利于减轻或消除生活事件对人刺激作用或有助于纠正当事人的对生活事件的不正确的认知评价和不妥当的应对方式,从而使不良的情绪行为及生理反应减轻甚至消除,不导致抑郁症的发生;如果缺乏支持系统的支持,则生活事件易导致抑郁症的发生。

17 抑郁症是由性格缺陷引起的吗？

当然性格和抑郁的产生有一些关系，内向性格、少语、很少和人交往、神经质、情绪不稳和依赖性高的人得抑郁症机会大一些，但是抑郁症并不是由性格缺陷引起。

18 抑郁症为什么在春季发病率增高？

抑郁症一年四季都可以发病，但是大多集中在春季，尤其3～4月份是复发高峰。因而春季往往是抑郁症预防的重点时期。抑郁症容易在春天复发，其原因可能与此期间人体内分泌有关，也可能与气候对人的精神影响有关。

19 抑郁症的"三主征"指的是什么？

（1）情绪低落：为最主要的症状。起初可能在短时间内表现为各种情感体验能力的减退，表现愁眉苦脸、无精打采，对一切事物都不感兴趣。自责自罪，感到自己已丧失了工作能力，成为废物，有的把过去的一般缺点错误夸大成不可宽恕的大罪。情绪极度低落时可自杀或自我惩罚。

（2）思维联想缓慢：语速慢，语音低，语量少，应答迟钝，一言一动都需克服重大阻力。患者常常觉得思路明显闭塞，思考问题困难，从而导致工作和学习能力下降。

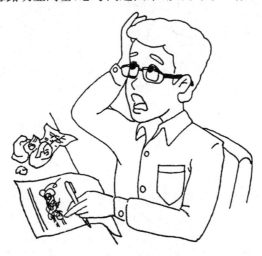

（3）活动减少，行动缓慢：生活被动、懒散，不想做事，不愿外出，抑郁状态严重的患者，可缄默不语，卧床不动，甚至不进食，称抑郁性木僵状态。

20 什么是抑郁症的"六无"症状？

（1）无兴趣：原有的兴趣爱好变得索然无味，享受不到生活的乐趣，更体验不到天伦之乐。性欲、食欲均会减退，无所爱，更无所求。

（2）无希望：自觉前途暗淡无光，无论自己的身体还是学业、事业一切都变得很糟糕，毫无希望，就好像世界末日即将来临。

（3）无助感：孤助无援，没有人能救援自己，一切已无法挽回。

（4）无动力：精神、躯体都丧失了动力，不愿去上班，不愿外出与人交往，日常生活如吃饭、洗澡都需别人催促。

（5）无用感：感到自己一无是处，对社会毫无用处，觉得活在世上是别人的累赘，常有自责自罪。

（6）无意义：人生像是一潭死水，毫无生机，活着除了默默地承受孤寂、痛苦之外，别无意义。患者度日如年，生不如死，死亡往往被当作是痛苦的终结。

21 抑郁症的生物学症状有哪些?

（1）性欲低下：抑郁症典型的症状是常与精力和快感全面缺失相平行的性行为兴趣丧失。

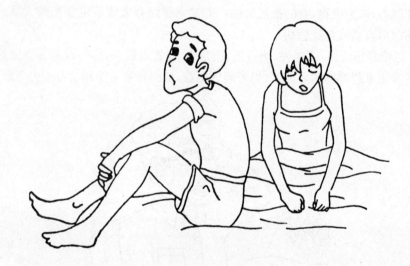

（2）食欲改变：许多抑郁患者进食很少，即使非常可口的饭菜也常拒食或只吃一点，自称连采购食品、做饭，甚至连吃的精力都没有。70%～80%的病例食欲减退、体重减轻。

（3）睡眠障碍：70%～80%的抑郁患者有某种形式的失眠症。最常见的是：患者通常很疲乏，入睡没有困难，但睡几小时后即醒，醒后不能再入睡，这种睡眠障碍称为清晨失眠症、中途觉醒或末期失眠症。另一种常见的睡眠障碍是入睡困难，病人常伴有焦虑症状。

（4）自杀观念：许多抑郁患者考虑过死亡。其典型的陈诉是："我愿意摆脱一切"，"没有任何事情值得我继续活下去"，"我希望我从未活在世界上"。

22 抑郁症患者可以出现哪些躯体不适?

抑郁患者普遍有躯体不适,常见的躯体不适症状包括头痛、颈部痛、背痛、肌肉疼挛、恶心、呕吐、咽喉肿胀、反酸、口干、便秘、胃部烧灼感、消化不良、肠胃胀气、视力模糊以及排尿痛等等。为减轻疼痛等不适症状,患者常反复在综合医院各临床专科和急诊科就诊,不适当地经受各种检查。

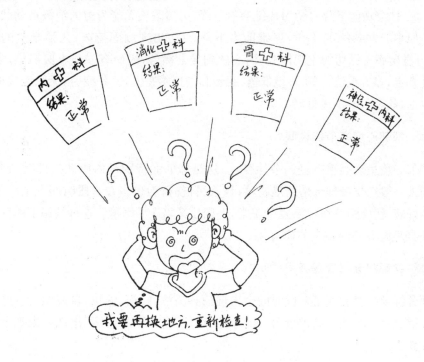

23 除抑郁外,抑郁症患者还可以有哪些表现?

(1)易激惹:不少抑郁患者表现为明显的易激惹,常常因一些小事而大发脾气。抑郁症患者发脾气的对象很少是外人,主要是亲人,尤其是配偶更可能成为患者的出气筒。

(2)焦虑:60%～70%的抑郁患者诉有烦躁、焦虑和发作性的极度不安感。

(3)自我评价低:自我评价低包括自称机能不足,自认是失败者或将是失败者和令人失望的人等体验及相伴随的沮丧感。

(4)木僵:轻度木僵病人的言语、动作和行为显著减少、缓慢、举止笨拙。严重木僵病人运动完全抑制、不语不动、不吃不喝,往往长时间保持一个固定不变的姿势。

(5)其他症状:抑郁症病人常伴有强迫、恐惧症状,还可有人格解体和癔症样表现。

24 轻度抑郁症的主要表现是什么?

轻度抑郁症病人由于外表上无异常,抑郁性情绪埋在内心深处,周围人包括自己的家属亲人又无法能理解和认识,常常使疾病长时期耽误。轻度抑郁症有以 5 个特点:① 存在"内苦外乐"的症状。这类病人从举止仪表、言谈接触看来无异常表现,如不深入地做精神检查,忽视精神抑郁的实质,很难发现,甚至可以给人一种愉快乐观的假象。② 社会功能下降。学习成绩突然下降、突然陷入无能为力的消极被动状态,无法胜任原本非常熟练的工作,思维能力下降。③ 出现顽固持久、久治难愈的失眠。④ 对自身疾病有深切的主观体验,内心感到异常痛苦,因而有强烈求医愿望,常常为此四处奔走,多方觅法。⑤ 心境低落,兴趣和愉快感丧失,容易疲劳,无缘无故地持续两周以上,甚至数月不见好转。

25 抑郁心境有节律性吗?

抑郁心境呈现晨重夜轻的节律变化,这是抑郁症特别是内源性抑郁症的典型症状。病人一般在早晨抑郁情绪最明显,自杀、自伤行为也多在这段时间发生。午后情绪渐渐好转,傍晚情绪可以恢复到正常,上床后又陷入了困境。这种情绪上的变化,可能与 5-羟色胺分泌的昼夜节律有关。

26 抑郁症会出现躁狂发作吗?

部分抑郁症患者在某一段时间会出现情感高涨、轻松、愉快、自我感觉良好、精力充沛、思维敏捷,往往过高评价自己的才能、地位,自命不凡,并可出现夸大观念,称为躁狂发作。

27 何谓单相抑郁症?

单相抑郁症是指出现过多次抑郁发作而无躁狂(含轻躁狂)发作的情况。公认的观点是无论抑郁发作过多少次,仍有可能出现躁狂发作。文献报道首次发作抑郁症中,约10％以后会出现躁狂发作,因此,绝对意义上的单相抑郁症难以确认。有研究发现,如果连续出现三次或更多次抑郁发作而无躁狂发作,或在仅有的两次抑郁发作之间相隔 8 年之久而无躁狂发作,以后再出现躁狂发作的几率很低,此时可确认为单相抑郁症。

28 什么是激越性抑郁?

激越性抑郁中作为重性抑郁症的一个亚型,现在一般是指伴焦虑的抑郁发作。临床特点是抑郁心境的背景下,出现明显的焦虑、烦躁,常伴有妄想和躯体不适。抗抑郁剂可加重患者的失眠、焦虑不安和自杀观念,需加用抗焦虑药和心境稳定剂治疗。

29 什么是迟滞性抑郁症？

这是从患者的外部行为表现来做的分类,迟滞的病人表现言语迟缓,思维迟钝,运动减少,动作缓慢,常独坐于一处,主动活动减少,意志减退,"呆若木鸡"。此类患者预后较差。

30 何谓慢性抑郁症？

这是相对于病程较短的抑郁发作而言,指的是抑郁症状持续很长时间一直没有完全缓解,一般指过去两年连续地完全符合抑郁症诊断标准,常表现有情绪不稳、心境恶劣、疑病、思维迟缓、行为被动、社会退缩、焦虑等,社会功能严重受损。常常由于急性期治疗不当或不及时,症状缓解不佳,或者合并其他躯体疾病及精神疾病给治疗带来困难所致,预后不好。单一用药治疗无效时可合并用药。

31 何谓季节性抑郁症？

季节性抑郁症是指抑郁症状常反复出现在一个季节,而在其他季节则缓解,最多见于冬季,常见于北欧国家,如丹麦、瑞典等。国际上也有诊断标准要求连续三年以上发作,每次发作在相同的特定的三个月内而且在其他季节极少发作。原因可能和日照过少有关,但也有夏天发作的,病因不清。往往随着季节的过去而好转。据研究,有人用日光照射疗法治疗冬季抑郁症,取得了很好的疗效。

32 哪些人容易患冬季抑郁症？

男女皆可患病,女性发病率较高。
（1）20～30岁的青年女性和50岁以上的中老年妇女。
（2）性格内向、敏感多疑、感情比较脆弱的人。
（3）城市中常年在室内工作的人,尤其是体质较弱或极少参加体育锻炼的脑力劳动者。
（4）上班很少见太阳（天未亮上班,天黑才下班）以及对寒冷较敏感的人。
（5）生活在日照时间相当短的区域的人。

33 如何防治冬季抑郁症？

增加日光照射和户外活动,因为阳光抑制了褪黑激素的分泌,而后者浓度过高可能是冬季抑郁症的机制之一,所以冬天别忘了在户外走走,多增加户外运动。白天常开窗户,使室内空气流通。注意加强营养,改善饮食结构,适当多吃一些高热量、有健脑作用的食品以及蔬菜水果,少吃淀粉和碳水化合物食品,吃饭不宜过饱。按时作息,提高睡眠质量。

34 何谓内源性抑郁症？

内源性抑郁症又被称为生物源性抑郁症,因为有些学者认为一些抑郁症的发病并没有任何诱因,比如失恋、失业、亲人亡故等,认为其发病是由于自身的生物原因造成的,或者说是由自身的内在素质造成的。现代医学研究已发现,抑郁症患者体内存在很多的异常如遗传基因的不同,一些神经递质也有上升和下降,一些生理机能方面也有变化等。此类患者表现往往表现比较典型,常常伴有躯体症状或幻觉、妄想等精神病症状,明显晨重夜轻,食欲或体重减轻,显著的精神运动性迟滞或激惹,对抗抑郁的药物反应良好。

35 何谓反应性抑郁症？

反应性抑郁症又被称为心因性抑郁症、心理源性抑郁症。这种抑郁症的发病是由于明显的精神创伤引起的,比如失恋、失业、失去亲人等不良因素,抑郁症状的内容与精神创伤内容密切相关,一般起病较急,往往易被常人理解。当这些不良刺激太大或持续时间太长,患者会失去自我调节能力而发病。表现的症状也往往和刺激有关,如情绪低沉,或追忆往事,叹气自责,食欲减退,意志消沉,较少伴有躯体症状和精神病性症状,治疗也更加强调心理治疗的作用,预后也比较好,极少复发。现在的一些观念认为,有些病人并不是真正的抑郁病人,而是急性应激反应或者是创伤后应激障碍。

36 何谓原发性抑郁症和继发性抑郁症？

如果一个人抑郁是由于躯体疾病、脑血管病、脑炎、肿瘤或其他精神疾病所引起,即被称为是继发性抑郁症;如果找不到其他可能引起抑郁的原发疾病,这种抑郁就是原发性抑郁症。其实这种划分有时难以操作,因为躯体疾病既可能是抑郁的引发因素,也可能是两种疾病同时发生,还可能是长期患病造成心理压力过重而导致的抑郁。

37 何谓隐匿性抑郁症？

有些抑郁病人主要以躯体症状为主诉,而不以情绪障碍为主,具体表现为广泛的或指定部位的躯体不适和植物神经紊乱症状,如失眠、睡眠节律改变、持续性头痛或全身其他部位的慢性疼痛、容易疲劳、不固定的模糊的不适感、胸闷、腹胀、厌食、恶心、性欲减退等,而很少谈到自己的心情不好,往往反复求治于各大医院之间,各项检查却基本正常。有时被误诊为躯体疾病,甚至被多次手术也无法消除患者的症状,最后求诊于心理科。如不进行详细的精神检查无法发现患者的抑郁心情和体验,如兴趣减少、信心不足、精力减退、对环境不满意等,故此类患者也被称为"微笑的抑郁",表面看不出问题,可内心却早已十分抑郁。多见于女性,往往病程较长,治疗难度大。

38 **何谓恶劣心境？**

患者病情不重，无明显的内源性症状，而有特征性症状，如焦虑、易激惹、入睡困难、自悲自叹，症状的波动性和外界环境密切相关，往往起病于心理冲突和生活事件，社会功能无明显受损，工作学习家庭生活正常进行。持续时间较长，一般超过 2 年，病人自知力完好，能积极要求治疗。《红楼梦》中的林黛玉得的就是这种病。

39 **何谓环性心境障碍？**

环性心境障碍是指反复发作的心情高涨和低落，形成一个情绪周期，恰似一个环状的循环，中间可有正常心境的间歇期，严重程度和持续时间均不符合严重躁狂、抑郁的症状，社会损害较轻，至少已持续 2 年。心情低落期表现为失眠、言语减少、兴趣下降、活动减少等；心情高涨期表现为自我评价高、精力旺盛、言语增多、活动增多等。

40 **何谓精神分裂症后抑郁？**

精神分裂症后抑郁是指精神分裂症残留期的抑郁障碍。一般认为四分之一的分裂症病人可出现抑郁发作，往往预后较差，复发率高和自杀危险性高。可能和药物治疗副作用有关，也可能是由疾病本身导致，表现基本同抑郁症。

41 **何谓抑郁性木僵？**

抑郁性木僵即伴有木僵的抑郁发作，主要指患者情绪非常低落，伴精神运动抑制状态。表现少语，少动，不说话，对问题亦不做回答，缺乏任何自主行动和要求，反应极其迟钝，以至经常呆坐不动或卧床不起。在反复劝导和追问下，有时对外界刺激尚能做出相应的反应，如点头或摇头，或微动嘴唇，低声回答。此时患者的情感活动无论在表情、姿势方面和他内心体验都是相符的，这一点可和精神分裂症的木僵相区别。

42 **什么是焦虑和抑郁障碍共病？**

焦虑和抑郁障碍共病是指尽管患者同时存在焦虑障碍和抑郁障碍，但两组症状分别考虑时均符合相应的诊断。与单纯焦虑或抑郁障碍相比，焦虑和抑郁障碍共病患者具有症状重、病程慢性化、社会功能损害重、自杀率高和预后差等特征。

43 **长期失眠就是患了抑郁症吗？**

睡眠是人的基本需要，对消除疲劳、恢复体力和精力非常重要。健康成人一天睡约 6～8 小时。睡得过多和过少都对健康不利。失眠就是对睡眠状态的质和量的不满意状态，具体可分为入睡困难、睡眠不深、早醒等。失眠是抑郁症的常见症状，尤以早醒具有特殊的诊断意义。然而抑郁症患者不仅表现失眠,还有部分人表现睡眠过多,整天昏昏入睡,身体懒惰,不想活动。许多精神疾病都伴有失眠,如神经衰弱、焦虑症、精神分裂症等,但总合并其他症状。即使在正常的人群中失眠也不少见,此时常由一些不良习惯引起,比如睡前喝浓茶、咖啡,以及过度的脑力劳动,正在服用一些药物等,但此时他们并不伴有情绪低落、思维迟缓、意志减退等其他症状。故失眠对抑郁症的诊断仅具有参考意义。

44 易激动、易发火的人一定不是抑郁症吗?

抑郁症患者在人们的印象中一般都是愁眉苦脸、垂头丧气、兴趣索然、少语少动的人,这是典型的患者,且大部分患者确实如此。然而也有一部分患者表现情绪易激惹,容易发脾气,稍不如意就会发火甚至打砸东西,把心中的怨气释放出来,此类患者往往伴有严重的焦虑情绪。比如一患者曾描述他的心情:"感到难过极了,心中不知道往哪里去好,有一种摆脱不了的烦恼,有时坐立不安"。仔细精神检查却不难发现其苦恼焦虑背后的情绪抑郁背景。有一更年期抑郁的患者曾被多次诊断为焦虑症、更年期综合征,最终被发现抑郁背景而得到正确治疗而治愈。

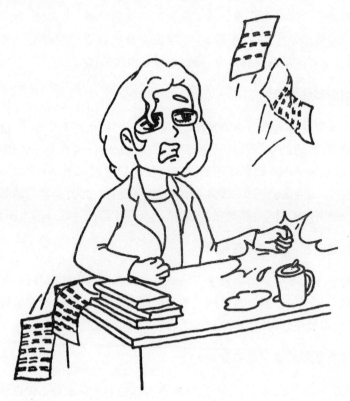

45 情绪低落的人一定是有抑郁症吗？

情绪低落是抑郁症的主要症状之一，和意志减退、思维迟缓一起被称为抑郁症的三大主征。然而抑郁的情绪体验在人群中却十分常见，表现亦多种多样，比如应对挫折、应激的正常适应反应、丧失亲人的悲伤反应、短暂的失望感和悲伤感等，都是普通人群中十分常见的体验。抑郁症的情绪低落必须达到一定的量和一定的强度，常表现为正常悲伤情绪的夸张，并持续了一定的时间，影响了患者的感知思维和行为，常导致某些正常功能的丧失和社会功能的损害，并常常和其他症状并存，如快感丧失、精力丧失、兴趣减退、焦虑、认为自己一无是处，甚至觉得度日如年等。

46 自杀的人就一定是有抑郁症吗？

自杀是自己结束自己生命的行为，是一个当今很重要的社会现象，据研究每年全世界有 200 万人自杀身亡。具体的自杀行为又分为自杀意念、自杀未遂、自杀身亡，是目前社会的第二大死亡原因，仅次于交通事故。而自杀人群中有一半至三分之二的人是抑郁症患者，抑郁症病人中有自杀意念的人有三分之二。不能说自杀的人一定是抑郁症，自杀还有许多原因如精神分裂症、酗酒、吸毒及药物滥用等，甚至过去认为不会自杀的病人如焦虑症、癔症等也会自杀，其他还有一些躯体疾病如肿瘤病、肾病、肝病、艾滋病等的病人也有自杀倾向。还有非疾病人群因为个人心理素质不良或者遇到挫折因素如失恋、失业、家庭矛盾等，不能正确处理而采取过激的自杀行为。

47 究竟怎样才能诊断为抑郁症呢？

根据《中国精神疾病分类与诊断标准第三版》,(CCMD-3),诊断抑郁症需满足以下要求：临床表现以情绪低落为主，并至少有以下几项中的四项：① 兴趣丧失，无愉快感；② 精力减退或疲乏感；③ 精神运动性迟缓或激越；④ 自我评价过低，自责，或有内疚感；⑤ 联想困难或思考能力下降；⑥ 反复出现想死的念头或有自杀，自伤行为；⑦ 睡眠障碍，如失眠、早醒或睡眠过多；⑧ 食欲降低或体重明显减低；⑨ 性欲减低。而且上述症状必须给本人带来痛苦或不良后果，造成社会功能受损。符合上述标准必须至少以持续两周。当然表现符合上述项目越多，则诊断的可靠性越大。当然还必须排除其他的一些器质性疾病所致的抑郁障碍以及精神分裂症、焦虑症等精神疾病。具体症状的确诊有赖于病史和精神检查。

48 病史询问对诊断抑郁症有何作用？

病史询问主要是由患者家属向医生提供有关患者情绪变化的一些资料，以供医生参考。具体包括：患者儿时的经历、平时的性格和处世方式、工作环境、情绪开始变化的时间、有无特殊的生活事件、近来生活的变化、有无家族史等，这对于抑郁症的诊断非常重要，能提供诊断的基本信息，便于医生的前后比较，以及与他人比较，为进一步精神检查打下基础。

49 **体格检查对抑郁的诊断有帮助吗？**

体格检查是医生通过望、触、叩、听等手段对患者的整个健康状况作一个了解,在抑郁症的诊断中主要起到排除其他器质性疾病的作用,可初步判断患者有无其他的重大的躯体疾病,如心脏病、肝病、脑病、肿瘤病等,及其基本的健康状况。详细的体格检查对患者的治疗也提供了一些基本资料,为以后治疗药物品种的选择、剂量的应用、副作用的预防、疗效的观察等打下良好的基础,同时,在体格检查的过程中也能观察患者的思维、情绪等表现,以验证初步的判断和对病情严重程度作出初步的评估。

50 **辅助检查有必要吗？**

当然有必要。最常见的检查有心电图、脑电图、头颅 CT 等,都非常重要。因为同样是抑郁状态,既可能是由脑病引起,也可能是由心脏原因引起,甚至许多躯体疾病都可能引起类似的症状。所以诊断非常重要,而要诊断为抑郁症就必须排除这些疾病。曾有一反复发作的抑郁患者,久治不愈,最后通过 CT 检查发现原来患者是患了脑瘤,后来手术切除了病灶,抑郁状况随之消失。过去由于条件所限,检查设备不完善,无法做检查而误诊造成的教训是很多的。所以辅助检查一定不能省!

51 **化验对诊断抑郁症有何作用？**

化验主要检查血液中的血尿粪常规、肝功能、肾功能、电解质、内分泌指标等。比如肝病会有肝功能的变化,心脏病会有心肌酶谱的变化,肾病有血电解质的异常等,都有利于排除躯体性疾病所致的抑郁状态。另外,抑郁症的病人也有一些比较特异的变化,如甲状腺素、生长激素、催乳素异常等,对诊断、判断疾病的严重程度和预后及采取相应的治疗措施都有很重要的意义。

52 **心理测量在抑郁症诊断中有何作用？**

首先心理测量可以对患者的认知、情感、行为进行量化,并与常人相比较,结合相应的病史,从而可以判断是否患病、严重到何种程度、还存不存在其他的心理问题、自杀的危险度如何,进而采取何种措施加以干预,甚至对整个治疗方案的提出都有意义。同时在治疗过程中进行心理测量,能从横向了解患者的状况,并与病初相比较,从而能知晓病情改善的程度,为下一步治疗提供参考。当然它不能取代医生的询问、观察、检查,仅为医生的参考。当前主要的心理测量方法有他评量表、自评量表等,他评即由会谈者根据检查来评定,自评是由患者本人评定。临床上常用来筛查抑郁症状和评定抑郁严重程度的量表有 Zung 抑郁自评量表(SDS)、汉密尔顿抑郁量表(HAMD)等。

53 抑郁症的治疗原则是什么？

（1）早期干预原则。"早期发现，早期治疗"这八字原则是在抗抑郁治疗中不断被强调的。尽早的识别和及时的治疗，会更有效地减轻或缓解病症，也可以减少伴发疾病的患病率和死亡率，降低发病的频率、严重性和心理社会性不良后果，并增强发作间歇期的心理、社会功能。

（2）鼓励治疗对象主动参与原则。建立良好的治疗和咨询关系对于加速和提高患者康复的速度是很有必要的，旨在提高病人的信心和积极性，使病人消除不必要的顾虑、恐惧和悲观情绪，促其摆脱被动的病人角色，积极主动参与或配合治疗。

（3）综合干预原则。选择和确定最佳的药物、心理治疗和其他治疗方法。

（4）个别化原则。本着"以人为本"的宗旨，抗抑郁治疗中药物的选择和具体的剂量是个体化的。

介绍一种抗抑郁中药——舒肝解郁胶囊

舒肝解郁胶囊主要成分是贯叶金丝桃、刺五加。形状为硬胶囊，内容物为棕褐色至褐色的粉末；气香，味微苦。主要的作用是舒肝解郁，健脾安神。适用于轻、中度单相抑郁症属肝郁脾虚证者，症见情绪低落、兴趣下降、迟滞、入睡困难、早醒、多梦、紧张不安、急躁易怒、食少纳呆、胸闷、疲乏无力、多汗、疼痛、舌苔白或腻，脉弦或细等。非临床药效学试验结果显示：本品能缩短大鼠强迫性游泳不动时间和小鼠悬尾不动时间；能增强小鼠 5-HTP 甩头行为；能增强阿扑吗啡的降温作用；能减少利血平致小鼠眼睑下垂的动物数，降低小鼠脑组织 5-HT 及其代谢物5-HTAA 的含量。用法：口服，一次 2 粒，一日 2 次，早晚各一次。疗程为 6 周。主要的不良反应是偶见恶心呕吐、口干、头痛、头昏或晕厥、失眠、食欲减退或厌食、腹泻、便秘、视力模糊、皮疹、心慌、ALT 轻度升高等。

---

54 抑郁症的常用治疗方法有哪些？

抑郁症的治疗包括以下治疗方法中的一种或多种：药物治疗、心理治疗或其他治疗（如生物反馈、经颅磁刺激、电休克治疗等）。

抑郁症的首选治疗是抗抑郁药物治疗。对轻、中度抑郁症中成药（如舒肝解郁胶囊）有一定效果。在疾病的严重期，心理治疗往往收效甚微；而在疾病的康复期，心理治疗合并药物治疗优于单用药物治疗。

55 什么是抑郁症的分期治疗策略？

（1）急性治疗期。此期以控制症状为主要目标，尽量达到临床治愈。治疗严重的抑郁症时，一般药物治疗 2～4 周开始起效。如果病人用药物治疗 6～8 周无效，考虑改用其他作用机制不同的药物治疗。如果药物治疗无效或者由于各种原因无法使用药物时，或对于有明显自杀观念或行为的病人，电休克治疗可以考虑为首选方案。

（2）巩固治疗期。至少 4～6 个月，在此期患者的病情还不稳定，复发的风险较大。在此期应该增强病人适应社会的能力，积极开展支持性心理治疗。本期药物的剂量和急性治疗期相同，不应该过早减药。

（3）维持治疗期。抑郁症为高复发性的疾病，因此需要维持治疗以预防复发。一般认为，第一次发作的患者，药物的维持时间为 6 个月至 1 年；若为第二次发作，主张维持治疗 3～5 年；若为第三次或三次以上发作，应长期维持治疗直至终身服药。维持治疗结束后，如病情稳定，可缓慢减药直至停药，但应该密切监测复发的先兆，一旦发现有复发的早期征象，应该迅速恢复治疗。

56 哪些人需要长期维持治疗？

存在下列危险因素者需要长期维持治疗：经常或多次发作病史；双相抑郁症；60岁后发病；单次发作的持续时间长；有情感障碍家族史；在继续治疗期症状控制不佳；同时共患焦虑障碍或物质滥用。

57 症状消失就不必要继续服药了吗？

有些患者认为，抑郁症经过抗抑郁治疗后，只要症状消失了，抑郁症就已经治愈了，不必再继续服用抗抑郁药。抑郁症是一种有复发倾向的慢性疾病，如果治疗不充分，复发次数增多，不仅增加治疗的难度，而且会花费更多的时间和费用。临床证实，长期服用抗抑郁药确有防复发作用。

至于抗抑郁药的副作用，患者大可不必担心。目前，抗抑郁新药如百优解、赛乐特、左洛复、兰释、来士普、喜普妙、欣百达、博乐欣、怡诺思、瑞米隆等副作用较少，长期服用很安全。

> **介绍一种抗抑郁药——盐酸文拉法辛缓释片(博乐欣)**
>
> 博乐欣主要成分是盐酸文拉法辛。本品为白色或类白色片剂，表面有一小孔，除去包衣后显白色或类白色。主要是用于治疗各种类型抑郁症，包括伴有焦虑的抑郁症，及广泛性焦虑症。用法是在早晨或晚间一个相对固定时间和食物同时服用，每日一次，用水送服。应该整体服下避免掰开、压碎、咀嚼和泡于水中。抑郁症患者，推荐起始剂量为每天 75 mg，单次服药。在 2 周以上的间隔进行药物的加量，平均剂量约为每天 140～180 mg。对于多数广泛性焦虑症患者，推荐起始剂量为每天 75 mg，单次服药。一些患者对每天 75 mg 的剂量无效时，可能在剂量递增到约每天 225 mg 有效，如果必要可以在 4 天以上的间隔，每次以每天 75 mg 的幅度递增加量。对于轻度至中度肝功能不全的患者起始剂量必须减少 50%。对于有些患者，剂量减少 50% 以上可能更合适。因为肝硬化患者的药物清除率有较大个体差异，对于某些患者应个体化用药。接受透析治疗的患者，每日总剂量必须减少 50%，常见的不良反应有：血压升高、食欲下降、便秘、恶心、呕吐等。

58 用药到什么时候会感觉到好转?

人人都希望能药到病除,希望服药后能立竿见影,但是抑郁症的治疗过程却并不是这样的。目前所有的抗抑郁药都有一个起效时间的问题,大多数的抗抑郁药需要在足量使用半个多月后起效,在刚开始使用的阶段,药物的疗效是不明显的。甚至在刚使用药物时,治疗的疗效没有出来,副反应却先出现了,这往往使患者对药物没有信心,从而放弃用药,使得抑郁症得不到很好的治疗,最终可能导致病情迁延不愈,甚至导致患者自伤、自杀等严重的不良后果。

59 抗抑郁药是精神兴奋剂吗?

有些人把抗抑郁药和精神兴奋剂混为一谈。其实抗抑郁药仅仅提高抑郁症患者异常的低落情绪,而对于正常人的情绪,并没有振奋作用。相反,正常人服用抗抑郁药如三环类等,会产生反作用机制。正常人长期用药或急性用药均不能活跃情绪,反可引起嗜睡、记忆下降、注意力不集中等不良反应。

60 抗抑郁药有戒断反应吗?

抗抑郁药的戒断反应常常在突然停服抗抑郁药几天内出现,且持续时间较短,在一天至三周内消失,常在重新服用抗抑郁治疗 24 小时内控制。为了减少抗抑郁药戒断反应发生的可能性,抗抑郁药在连续使用 8 周或更长时间后不应突然停药,应在 4 周左右逐渐减量。

抗抑郁药戒断反应可出现以下一些症状:① 胃肠道症状,如恶心、呕吐、厌食、腹泻、腹部不适等。② 流感样症状,如发热、肌痛、疲劳、寒战、头昏、头痛、眩晕等。③ 睡眠障碍,失眠、多梦、昏睡等。④ 感觉障碍,如电击感、麻刺感等。⑤ 运动障碍,见肌张力障碍、震颤等。⑥ 情感障碍,如心境低落、焦虑、惊恐、激越等。⑦ 其他症状,如记忆和注意集中困难、身体不适、坐立不安、出汗、心律失常等。

61 抑郁症患者为何服药依从性差?

首先,抑郁症的疾病特征可能导致依从性的下降。① 抑郁症有较长的缓解期,在缓解期患者会认为自己的疾病以完全康复,而自行停药。② 抑郁症的自责自罪、内疚意识使患者认为不值得治疗而放弃治疗。③ 抑郁症患者的动力不足和迟缓,导致患者忘记服药和被动不依从。

其次,抑郁症患者的特征也是导致依从性下降的原因。有研究表明,与社会隔离的老人依从性比较差;女性患者比男性患者的依从性要差;经济状况差和伴有物质滥用的患者依从性比较差。

其他导致依从性下降的原因为：① 服用多种药物维持治疗的患者依从性比较差。② 一日多次服药的患者依从性比较差。③ 每次服药多片的依从性比较差。总之，服药越烦琐，其依从性就相应下降。

62 如何提高服药的依从性？

首先，患者和家属掌握一定的抑郁症知识：① 抑郁症是一种疾病，而不是性格软弱所致。② 抑郁症是可被有效治疗的，并有多种方法可供选择。③ 抑郁症停药后复发率高，第一次抑郁发作后复发的概率为 50%，第二次为 75%，第三次发作后复发的概率将近 100%。

其次还应该知道：① 患者应每天坚持服用抗抑郁药；② 抗抑郁药的起效时间要 2～4 周；③ 在抑郁症状完全消失后，患者自我感觉良好也应继续服药；④ 不得擅自减药和停药。

必须牢记：① 抑郁发作时会增加社会功能受损、医疗费用和自杀危险性；② 患者需要按时服药；③ 定期随访。

63 抗抑郁药治疗和性功能障碍的关系如何？

由于抑郁症本身就可能导致性功能障碍，所以在讨论抗抑郁药治疗导致的性功能障碍之前，首先应该排除一下是否是疾病本身导致的性功能障碍。如果是疾病本身导致的性功能障碍，那么经过合理的抗抑郁药治疗，当抑郁症的症状缓解时，这种由于抑郁症导致的性功能障碍也会缓解。

对于抗抑郁药导致的性功能障碍，首先要说明的是这种副反应是可逆性的，也就是说一旦停用抗抑郁药，这种由于抗抑郁药导致的性功能障碍是能自动缓解的。其次抗抑郁药导致的性功能障碍是有时间性的特点，在服用抗抑郁药初期出现的性功能障碍，随着服药时间的延长，有部分患者会自然缓解，给予适当的时间观察（大约 1～3 个月）是有必要的。

64 妊娠期能服用抗抑郁药吗？

目前任何一种抗抑郁药都能很快通过胎盘，所以，在美国没有任何一种抗抑郁药被美国食品药品管理局（FDA）批准应用于孕妇。但是，如果在孕期抑郁症复发，抑郁症状明显的妇女，不使用抗抑郁药治疗的话，也有可能带来许多的问题。

人们都非常注意抗抑郁药可能对胎儿造成不良影响，但其实抑郁症本身也可能影响胎儿的正常发育。有研究发现，孕妇的抑郁症状与早产、新生儿出生体重低、头围小、Apgar 分数低有关。另外，抑郁症也会影响到孕妇的自我保健能力，如有抑郁症的孕妇常常食欲下降、体重减轻、易吸烟、饮酒，这些都可能影响到胎儿的发育；严重的抑郁症还可能导致孕妇出现自伤、自杀行为，从而造成严重的后果。由此可见，如果一味强调在孕期不用药并不是完全恰当的。

65 服用抗抑郁药物会增加体重吗?

有部分的抗抑郁药确实会导致肥胖,如三环类抗抑郁药、米氮平等。抗抑郁药导致肥胖的问题在抗抑郁药治疗初期是一个比较普遍的问题。但是现在有许多抗抑郁药并不会导致患者肥胖,甚至有的抗抑郁药会使体重减轻,如百优解、文拉法新等药物,长期使用并没有发现对体重有明显的影响。

66 什么是心理治疗?

心理治疗从狭义的角度是指治疗者应用的是一整套心理学的方法,以区别于其他生物的、化学的治疗方法。从广义上讲,凡是通过运用心理学的原则和技巧,通过语言、文字、表情、姿势、行为以及周围环境的作用,对患者进行启发、教育、劝告和暗示,以提高患者的感受和认识,改善病人的情绪,从而达到改善不良的心理状态和行为模式以及由此引起的各种躯体不适症状,都可以看作是心理治疗。心理治疗方式分为个体心理治疗和集体心理治疗。认知行为疗法、暗示疗法、催眠疗法、音乐治疗、艺术治疗、运动治疗和森田疗法等,均属心理治疗的范畴。

67 一般性或支持性心理治疗常用的技术有哪些?

(1)倾听:倾听患者的问题,当好患者的倾诉对象是至关重要的,患者通过倾诉发泄胸中积压的郁闷会产生一种轻松感,使患者感到有人在关心和理解他。

(2)解释指导:对患者有关躯体和精神问题给予解释和心理卫生知识教育,矫正有关不正确知识,并给予适当的指导。

(3)减轻痛苦:通过患者的情绪表达或疏泄来减轻其心理痛苦或逆遇,鼓励其将有关问题或体验表达出来,而不是压抑。

(4)增强信心:针对患者的消极悲观、缺乏自信的特点,帮助他们鼓起勇气,提高应付危机的信心,对患者仍存在的长处和优点,以坚定的语言、肯定的态度令其固定下来。

(5)强调自助:鼓励患者学会自助和自我处理问题的能力。

68 何为认知治疗?

认知研究着重于抑郁症状学中的信息处理过程的重要性。负性的、歪曲的认知是抑郁症的核心过程,这一过程反映在"抑郁的认知三联征"中:抑郁症病人对自己、对所处的世界以及对未来都存在有负性的认知。他们把自己看成是无价值的、不完善的、没人爱的和有缺点的;将他们所处的环境看成是灾难性的,有着许多无法克服的障碍;最终他们总会经历挫败或者丧失,对未来失去信心与希望。这些歪曲的认知是偏离于人们正常的思维逻辑的。认知治疗的目的就是帮助病人进行认知重建,其中包括矫正病人对解释个人生活经历以及对前途作出预测中的系统偏见。

69 什么是行为治疗？

行为治疗又称条件反射治疗，它是依据心理学中关于学习理论的学说、经典和操作条件发射学说、生物反馈学说，采用经典的或操作性条件反射以及某些特殊的治疗程序，来消除和纠正病人的反常和不良的行为或生理活动。治疗方法包括：系统脱敏法、厌恶疗法、塑造法、暴露恐惧情景法、标记奖惩法、信念训练法、调整认识法、婚姻疗法和家庭疗法。行为治疗主要适用于恐惧症、药物依赖、慢性精神分裂症的行为异常和淡漠退缩、精神发育迟滞的职业能力及生活能力训练和不良行为矫正、性功能障碍及性变态、抑郁症和心身疾病（高血压、哮喘、消化性溃疡、神经性厌食、紧张性头痛）。

70 什么是暗示治疗？

暗示治疗是利用医生的特殊地位，利用病人对医生的完全信任，利用简朴有力的语言，结合生动和有吸引力的动作姿势或某种药物，支配病人的意志，使病人被动地接受治疗的影响。如给病人一种安慰剂，这种药物实际上对本症的药理作用不大或完全无作用，但通过医生的语言提示，告诉病人这种药物的"作用特点"，可达到治疗作用的目的。这种治疗方法主要用于心理因素所致的精神障碍、癔症、抑郁症及神经症。

71 经颅磁刺激能治疗抑郁症吗？其疗效安全吗？

经颅磁刺激（TMS）作为一种无痛、无损伤的皮层刺激方法，具有操作简便、安全可靠等优点，目前已得到广泛的临床应用。目前的研究发现，TMS能改善人的情绪，治疗抑郁症。

经颅磁刺激的基本原理是：通过线圈的电流产生磁场，穿过皮肤、软组织和颅骨，在大脑神经组织中产生一股电流，引起神经元的去极化，从而产生生理效应。刺激部位：已有许多证据表明抑郁症与右利患者的左前额叶皮层功能障碍有关，研究发现TMS治疗抑郁症，选择左前额叶为最佳刺激部位。

迄今为止，TMS治疗抑郁症尚未见明显的并发症。

72 什么是生物反馈治疗？

生物反馈治疗是根据巴甫洛夫理论而来——人的一切行为都是后天学习得来的，那么这种行为也可以通过学习得以消除。生物反馈治疗是将通常自己不能觉察的生理活动，通过仪器显示出来，成为自己所觉察的信号，以助自我控制这些活动。

生物反馈仪实际上是一个电子仪器，他把病人的血压、心率、脉搏、脑电波、皮肤电阻和体温等生理变化转换成各种能为病人自己感到的量化信号，如音调、光点、数字等。让病人在仪器指导下，设法把自己的这些功能调节和控制到最适合状态，矫正对应激的不适反应，而有利于身心健康。生物反馈治疗多用于治疗抑郁症、焦虑症、恐惧症、强迫症、心身疾病等，对头痛、失眠、心悸等也可收到显著的疗效。

73 什么是音乐治疗?

音乐疗法是一种特殊的心理治疗方法。音乐治疗是指某些具有特殊旋律的音乐,包括一些悦耳动听的轻音乐,对精神疾病患者精神紧张、焦虑及正常人工作紧张、焦虑不安、失眠等心理性症状有调节或缓解作用。医生根据乐曲的节奏、旋律、速度、音调等不同,针对患者的症状开出具有镇静作用、催眠作用、镇痛作用、兴奋作用和降压作用的"音乐处方",以进行治疗。另外病人还可以根据自己的病情、爱好、欣赏能力、心境等在心理医生的参与下,自己选择一些适合于自己的"音乐处方"。

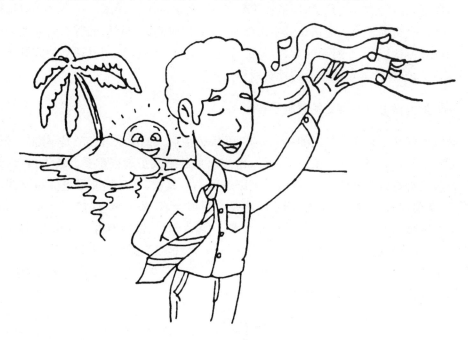

74 什么是工娱疗法?

工娱疗法是组织病人进行适当的生产劳动和文娱活动,以促进疾病恢复的一种方法。工娱疗法不仅适用于急性精神病人,也适用于能进行适当体力劳动的其他慢性精神病人。

工娱疗法可以把病人的注意力和精力引导到有益于心身健康的方面上来,并可加强病人对自身能力的认识,坚定病人战胜疾病的信心,从而减轻其症状,增强其社会适应能力。另外,还可增强病人的抗病能力,减少并发症的发生,同时也丰富了病人的文化生活,可稳定情绪,缩短病程,减缓精神衰退或精神残疾,培养他们自我生活的勇气和社会劳动能力。

75 运动可预防抑郁症吗？

毫无疑问,运动有益于健康。最新研究显示,日常有规律地进行有氧运动是一剂十分有效的抵御成年人抑郁症的良药。对于抑郁症患者,在疾病的恢复期进行适宜的运动有利于疾病的全面康复。但应当注意,在疾病的早期或严重期,过度的运动甚至轻微的运动都会加重病情,增加患者的痛苦,故在疾病早期和严重期不主张过度的运动。

76 家属如何对待抑郁症病人？

有些家人认为病人生病了,应该在家休养,什么事都不让其做。其实这样对抑郁症病人并没有帮助。家人应该让其生活保持规律,按时起床、睡觉,做其力所能及的事情,使其感到自己是一个有用的人,并能锻炼其独立的承受能力,对其遇到的问题予以适当的帮助,这样才能增强病人的社会适应能力。

77 如何做好抑郁症者的睡眠护理？

睡眠不好往往是疾病复发的一个先兆,而抑郁症病人的睡眠特点就是早醒、易醒,并且病人最易在此时出现自杀行为,所以做好病人的睡眠护理很重要。首先,在白天要安排病人进行适当的活动,减少白天睡眠的时间。其次,在睡眠前尽量保持其情绪的稳定,不要观看一些过于兴奋、刺激的电视节目或会客、谈病情,保持一个安静的睡眠环境。在临睡前喝杯热牛奶或洗个温水澡、用温水泡脚,都会使得全身放松,有助于入睡。另外,临睡前不要饮过多的水,以免中途醒后,难以入睡。家人每晚还要注意观察其睡眠的情况,是否仍有入睡困难、易醒、早醒等情况。如果持续两三天都睡眠不佳,就要与医生联系,进行药物调整。

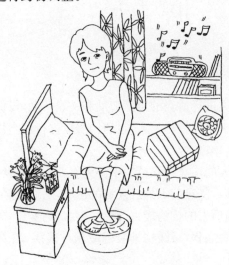

78 **如何预防抑郁症的复发？**

（1）心理社会因素的支持。抑郁症患者病前个性往往具有性格软弱、多愁善感、对自身的健康过分关注的特点，当遇到不良的心理社会因素时易诱发，例如工作压力大、人际关系紧张、家庭矛盾等因素时容易出现担心、焦虑，以致发生抑郁情绪。家属应引导其说出内心的苦闷，鼓励患者正确认识困难，去应对所遇到的心理与社会危机。

（2）药物维持治疗。抗抑郁药物的维持治疗对预防复发起很大作用。一般认为，第一次发作的患者，药物的维持时间为 6 个月至 1 年；若为第二次发作，主张维持治疗 3～5 年；若为第三次或三次以上发作，应长期维持治疗直至终身服药。

（3）伴有躯体疾病的抑郁症患者，应让专科医生认真鉴别躯体与抑郁的关系，除需同时治疗外，还应分清主次，使治疗更有针对性。

79 **如何自我摆脱抑郁症？**

心理学专家指出 5 种自我治疗方法：

（1）抑郁常因惰性而起，行动则是它的克星，因此，需要做一些有益的事情。

（2）以利他主义精神给人以帮助，是治疗精神抑郁的良好方式。

（3）要安排一些高兴欢乐的事情，把愉快的活动列入日程。如访友聊天，或参加野餐、文娱活动，看电影、听音乐会等。

（4）要经常锻炼。步行、慢跑、游泳、骑自行车等会增强患者的自信心，增进安宁幸福意识，松弛精神，提高精力。

（5）患季节性抑郁症者，要经常到户外接触阳光，接触绿色植物，这有助于疾病的治疗和康复。

80 **抑郁症患者没有食欲或食欲下降，怎么办？**

抑郁症患者由于情绪低落，往往导致食欲下降，不想进食，甚至出现拒食，因此抑郁患者多有营养不良或营养缺乏。所以，要给予高蛋白、高热量、高维生素的饮食。当患者胃口不佳时，可以给一些其喜爱的食物，陪伴着他（她）进食、喂食，也可以少吃多餐。另外，适当的活动也能增加食欲。若仍然不能进食或体重持续下降，就应与医生联系，给予鼻饲或静脉输液。

81 **情绪与饮食有关吗？**

经研究表明，适当的饮食可以改善您的情绪。如适当的限制盐、糖、脂肪、咖啡因及酒精的摄入，可以减轻压力，帮助产生更好的感觉。当感到焦躁不安、沮丧无力时，甜的食物或酒可以快速提升脑中的血液循环，使神经系统暂时得到舒缓，可是随后的情况会更糟糕;而全谷米、大麦、小麦、燕麦、瓜类和含高纤维多糖蔬菜与水果就能够比较好地改善这种状况。另外,充分摄取香蕉、奶制品、火鸡肉等富含色氨酸的食品,也能起到稳定情绪的作用。

82 抑郁症者如何预防便秘?

便秘是抑郁症者常见的症状及药物副反应,由于排便困难,可使其焦虑不安,影响休息睡眠及进食,导致病情加重。所以,首先要建立一个良好的排便习惯,平时鼓励抑郁症者多活动,如散步、做健身操等。如不能活动或活动较少者,可以卧于床上,将手放在腹部,顺时针按摩20次,再逆时针按摩20次,每天做2次,可以促进肠蠕动。其次,要多饮水、多吃含纤维的蔬菜及水果,如芹菜、韭菜、梨等。还可以在清晨空腹时饮淡盐水或服用蜂蜜,都能起到通肠的作用。若仍无效,可与医生联系,服用一些缓泻剂帮助排便,如一清胶囊、果导、麻仁丸等。必要时,用开塞露肛注。

83 家人如何与抑郁症病人进行沟通?

作为家人,要留心观察患者的情绪变化,经常与其交流,了解其心中的想法,及时劝解,帮助化解心中的烦恼。发现情绪低时,可以主动用亲切、温和、缓慢的语气询问病人近来有无烦心事,是否遇到了问题。此时要注意:由于病人情绪低,思考问题的时间会比较长,而回答问题时语速也会慢,所以家人要有耐心,切不可表现出不耐烦,要鼓励病人说出心中的话。如果病人不愿谈及正题,可以先从其感兴趣的话题谈起,再慢慢引导病人谈出心中的烦恼,以减轻心中的压力。在交谈中,还要引导病人回忆以往愉快的经历,以激发他们对美好生活的向往。

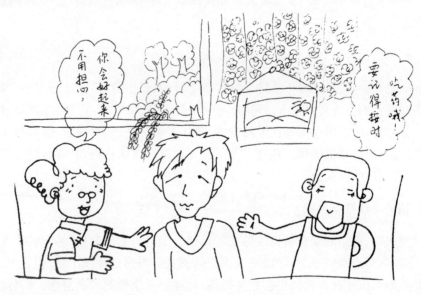

84 抑郁症者活动减少,怎么办?

抑郁症病人因情绪低落、悲观厌世而常独坐一处,甚至长期卧床。适当的活动不仅能增加病人的食欲、增加肠蠕动,减少便秘,还能预防压疮,减轻病人的抑郁情绪。所以,要鼓励并陪伴病人参加散步、打球、做健身操等活动。开始时,可每次 10 分钟,一天 4~5 次;以后逐渐延长到每次 20~30 分钟,一天 3~4 次;再以后酌情增加活动的时间和次数,以患者不感到太疲劳为宜。对于卧床不起、重度抑郁者,要保持床铺的平整、无屑,不能自行翻身者,要每 2 小时帮助其翻身一次,并注意查看受压部位有无发红、破损,如出现皮肤发红,则应缩短翻身的时间,防止压疮发生。

85 如何维护抑郁症者的自我形象?

抑郁症者由于情绪低落,常不注重自己的衣着、外观以及个人卫生。对轻度的、能自理者,应鼓励并督促其在能力范围内自我料理,同时,言语上给予积极的鼓励,如:"你做得很好"、"你做得很出色",以增强抑郁症者的信心;对重度的、不能自理者,要帮助洗脸、洗脚、漱口、清洗会阴、洗澡、更换衣裤、如厕以及梳头、理发、修面、修剪指(趾)甲等,使其感到整洁、舒适,并且允许其有适度的依赖,有助于减轻心理压力。

86 看了药物说明书上有那么多的副反应,患者不敢吃药了,怎么办?

有些患者一看药物说明书上那么多的副反应,就觉得这药不能吃了,其实说明书上的那些副反应是成千上万的病人服用此药后,其中少数人甚至是两三位病人出现的一些副反应,然后罗列在上面的,并不是每一个人服用后都会出现。再者,任何事物都有两面性,药物也不例外,有治疗作用,就会有副作用,只是多少或轻重而已。只要其治疗作用大于副作用,就应该遵照医嘱服用。

87 为什么感觉药越吃越多?

药物治疗一般要遵行一定的原则,治疗量、巩固治疗量、维持量,各不同。药物一般从小剂量用药开始,使得机体有一个适应过程,也防止突然出现严重的副反应,造成身体的损害。随着机体的适应,药量逐渐加大到疾病需要的最大治疗量,使得病情得以控制。维持一段时间后,随着病情的好转,再逐渐减少至维持量,以保证病情的稳定,不反复。这个用药过程有点像一个抛物线。有些抑郁症病人通过正规的治疗后,病情好转,只是每天早晨吃一粒药来维持。因此,不必担心药越吃越多,但也要注意一定要在医生的指导下用药。

88 服用抗抑郁药后,自己觉得好像没有什么作用,能否换药?

有些患者服用不到 2 周甚至更短时间的抗抑郁药物后,感觉对自己的疾病没有作用,加上有些药物副作用的出现,就会要求医生给予更换药物。更换另一种后,又因为同样的原因而再要求换药。如此反复,病人的病情不但加重,还会觉得自己的病没有药能治了,从而更加悲观、失望。

其实,现在临床上常用的抗抑郁药物,起效时间较慢,一般 1~2 周开始起效,2~3 周达到最佳疗效,副作用也在治疗初期容易出现,如:无力、困倦、头昏、视力模糊、心脏传导阻滞、心动过速、便秘、排尿困难等,且反应先于疗效出现。所以,在治疗开始时,一定要坚持服用,一段时间后才能发挥疗效,不要急于换药。如果服用 4~6 周后仍无疗效或出现不能耐受的副作用,则应与医生联系,酌情更换药物。

89 遵医嘱服药真的很重要吗?

有些抑郁症者按医嘱服用抗抑郁药一段时间后,自己就认为病已经好了,没有必要继续服药或吃这么多的药了,从而自行减药或停药,这极易造成疾病的复发。因为疾病的治疗需要一个缓慢的过程,只有在医生的指导下通过系统而彻底的治疗才能摆脱病魔,千万不要因为少吃或不吃几颗药而使得前一段时间的治疗前功尽弃或再陷病魔之中,所以一定要按医嘱服用药物。

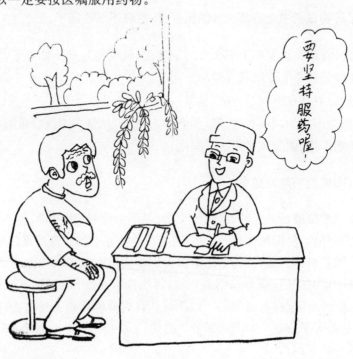

90 身体出现了药物副反应,该怎么办?

服用抗抑郁药后,有时会出现无力、困倦、头昏、视力模糊等副反应,尤其是刚开始服用药物时,会感觉反应较重。随着时间的推移,机体开始逐渐适应了,就不会感觉那么重了。如果感觉副反应越来越重,不能缓解,身体不能耐受,甚至出现了心慌、难受等严重的反应,就要与医生联系,遵照医嘱调整或更换药物,必要时做相应的检查。

91 药物为什么一定要由家人来保管?

有些家属发现患者在家一切正常,情绪也非常稳定,就将患者的药物交给其自己保管,或是放在家中某一处而疏于管理,使得患者有一次获得大量药物的机会,当患者病情复发时,就增加了服药自杀的机会。当然,有些家属会认为患者病已经好了,不会这样的。但实际上,抑郁症具有周期性发作的特点,且起病时症状较隐蔽,家人往往不能及时发现。所以,药物最好还是由家人来保管。吃药时,由家人拿药给患者吃。并且,在患者服药时,家人最好能够看着他服下,防止患者藏药,从而积蓄大量的药物,增加了服药自杀的机会。

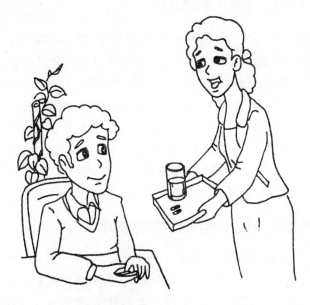

92 为什么说自杀是抑郁症最大的危害?

抑郁症和自杀之间有着非常密切的联系。抑郁症患者是自杀的高危人群,据调查一半以上的抑郁症患者有自杀想法,15%～20%的患者最终以自杀结束生命。反过来说,自杀者中抑郁症所占的比例也很高。我国每年约 25 万人死于自杀,自杀未遂者约 200 万,而其中 60%～80%患有抑郁症。自杀造成的严重后果常常是不可逆的。

93 抑郁症患者自杀是一时想不开吗?

抑郁症患者的自杀并不是一时想不开,他们的行为一般是经过深思熟虑、计划良久的。自杀行为根据采取行动前是否有预定计划可以分为冲动性和非冲动性自杀。有研究表明,自杀未遂者中以冲动性自杀居多,近一半人从首次考虑自杀到采取行动之间的时间间隔不超过 10 分钟。而抑郁症患者的自杀往往是经过长时间计划的,也经历过思想上的斗争和权衡,并表现出一些征兆,例如安排自己的后事、立遗嘱、把自己心爱的东西送人等。

94 有自杀倾向的抑郁症患者内心体验是怎样的?

抑郁症患者主要的内心体验就是全盘自我否定,包括对过去、现在和将来,都戴着这种"灰色"的镜片来看待。他们否定过去的所作所为,总是想起一些不愉快的往事,总是觉得自己做错了事,对不起别人。他们对自己当前的状态也持否定态度,自我评价低,觉得自己无能、效率低下、是家庭的包袱和拖累。对于将来,患者觉得前景一片暗淡,悲观绝望,度日如年,因此觉得只有死才能使自己得到彻底的解脱。

95 抑郁症患者自杀前是一时冲动吗?

抑郁症患者的自杀一般不是一时冲动,常常是经过深思熟虑的,其发展过程大致分为三个阶段。第一阶段是出现自杀意念。最轻的自杀意念仅表现为感到活着没有意思,觉得活着还不如死了好。较强的自杀意念直接指向自我毁灭,明确地想采取行动结束自己的生命。第二阶段是自杀计划。这是在自杀意念基础上的进一步发展。虽然有自杀计划的患者最后不一定都会实施自杀的行动,但自杀的危险性已经比仅有自杀意念而无计划的时候大大增加了。患者开始计划具体的自杀方法,考虑自杀的场所,选择自杀的时间等。第三阶段是自杀准备或实施,所谓准备包括患者实际准备了用于自杀的物质、工具、方法,或者到自杀现场作了实际的考察。

96 自杀总是发生在抑郁症状最严重的时候吗?

不一定。有些抑郁症患者临床症状以精神运动性抑制为主,具体表现为不言不动或言语行为减少,我们称之为木僵或亚木僵状态。但抑郁症的核心症状是心境低落,心境低落和自杀是直接相关的。在症状最严重的时候,患者由于木僵或亚木僵状态,而不能将自杀的想法、计划付诸行动,也就是心有余而力不足。在疾病缓解过程中,各症状之间并不是同步的。患者可能首先表现为精神运动性抑制的解除,但低落的心境并没有同步改善,这时候他完全有能力将自杀的想法付诸实施,而且在疾病缓解过程中,监护人由于缺乏相关知识,也是最容易麻痹大意的时候,监护不力也给患者实施自杀创造了外部条件。

97 抑郁症者为何多在凌晨发生自杀行为?

　　抑郁症患者的情绪变化特点是晨重晚轻,早晨情绪低,晚上情绪好转。睡眠特点是早醒,往往会比正常时早两三个小时。其醒后,由于情绪低落,会感觉到漫长的一天即将开始,痛苦也将开始,不知道自己如何度过,故自杀的想法特别强烈。而此时,别人正处于熟睡之中,故而采取自杀行为的机会就多,成功率也高。而到了晚上,华灯初上时,病人觉得痛苦的一天终于熬过来了,所以情绪会有好转。

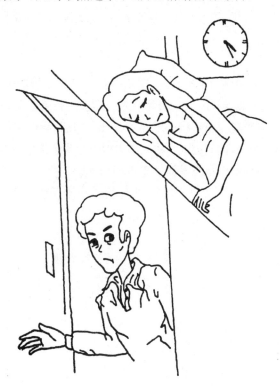

98 抑郁症患者自杀的危险因素有哪些?

　　影响抑郁症患者自杀的危险因素有:① 单相抑郁发作,单相抑郁的自杀风险高于双相抑郁患者;② 伴有妄想症状,有研究认为妄想型抑郁症自杀行为的相对危险性,是非妄想型抑郁症的 3 倍,且以女性更为常见;③ 有自杀未遂史者,资料显示,自杀未遂者中日后有 5%~10%会自杀成功,而自杀成功者中有 10%~60%以往有自杀未遂史;④ 急性起病者,有明显负性生活事件,失眠及对睡眠障碍的过度关注,伴有酒精或药物滥用,伴有躯体病变,独身者等都有更高的自杀风险;⑤ 老年期抑郁症自杀危险比其他年龄组大得多,老年患者一旦决心自杀,常比青壮年患者更坚决,行为也更为隐蔽。国外统计显示,自杀未遂与成功人数之比在 40 岁以下者是 20:1,60 岁以上者是 4:1。

99 **如何预防抑郁症病人自杀?**

抑郁症者的自杀行为贯穿于整个疾病之中,因此预防工作也需持久。作为家人,要了解病人的想法,及时知道其是否有自杀的念头,并与其谈心交流,缓解抑郁情绪;平时注意观察是否有自杀的先兆;要将刀、剪、绳等危险品收藏起来,尤其加强药物的保管,使病人不易获得大量的药物;尽量不要让病人单独活动,尤其是情绪很低时或有自杀先兆的时候,一定要有人陪伴在身边,并要与医生联系,最好住院治疗。当病情恢复后,有些病人会有自卑心理,感到自己给家人带来了不幸,怕被人看不起,而出现自杀行为,因此仍要加以防范。

100 **什么叫扩大型自杀?**

这是抑郁症患者一种特殊形式的自杀,就是患者在自杀之前杀死自己最亲密的人,特别是依靠其生活或照顾的老、弱、病、残、幼等亲人。抑郁症患者首先是自己产生悲观绝望的想法,并计划自杀以求解脱。患者担心的是:"我死了以后,我最亲密的人如年幼的孩子或缺乏生活自理能力的老人,他们会因为我的离去而继续悲惨地生活在这个世界上。与其让他们活着受苦,不如让他们也早点解脱。"患者的杀人行为是作为自杀行为的一部分,其主观动机是为了被杀者好,这种现象也被称为利他性自杀或怜悯性自杀,后果是骇人听闻的。

101 **什么叫曲线自杀?**

这是抑郁症患者自杀的另一种特殊形式。患者在悲观绝望状态下,准备采取自杀行动,但自己又下不了手,于是通过刑事犯罪例如杀害无辜,然后借司法制裁达到结束自己生命的目的。曾有报道,一患者难以自己动手自杀,在某小学将一名学生推落楼下致死。在公安机关破案的整个过程中,患者都设法打探案件侦破过程,并不时留下各种线索"引导"侦破方向,最后如愿被捕,要求尽快将自己绳之以法。也有患者作案后直接就向司法机关自首要求尽快制裁的。

102 **所谓"微笑抑郁"是怎么回事?**

抑郁症的基本症状是心境低落,患者常常表现为皱眉流泪、长吁短叹等。有时候患者一反常态,表现为神态举止轻松、面带微笑等,对此不可麻痹大意,简单地认为患者的症状完全缓解了,而放松必要的监护。如果不是抑郁心境的真正缓解,患者的轻松微笑背后则有两种可能:一是患者不希望自己的病情令家人过于牵挂担心,从而强颜欢笑,表示自己病情已无大碍,让家人放心;另一种可能就是患者经过激烈的思想斗争,已决意结束自己的生命,以求解脱。决心已定,内心反而平静了下来。另外,他们表现出来的微笑或其他"正常"言行举止,这些都是一种麻痹监护人的手段。如果监护人误以为患者的病情真正缓解了,从而放松了必要的监护措施,患者往往就自杀。

103 如何避免抗抑郁药物成为自杀的工具?

某些抗抑郁药物特别是三环类药物毒性较大,如果过量服用,后果十分严重。大约5％～8％的患者是通过过量服用抗抑郁药物自杀的。新型抗抑郁药物如选择性5-羟色胺再摄取抑制剂(SSRIs)虽然安全性提高,毒性较低,但仍然要警惕被过量服用产生的不良后果。一般而言,对于自杀倾向明显的患者应尽量选择新一代抗抑郁药物治疗。不管是哪一种抗抑郁药物治疗,都要尽可能限制一次性的处方量,并由专人保管,监督服药,防范患者蓄积药物用于自杀。

104 抗抑郁药会增加自杀风险吗?

抗抑郁药物的品种众多,各自的药理机制、疗效和副反应特点不尽相同。如不顾患者具体情况和药物作用特点,盲目服用抗抑郁药物,不但对患者抑郁症状缓解不利,而且可能使自杀的风险增大,用药效果适得其反。

美国食品药品管理局(FDA)曾于2004年10月发出过关于儿童和青少年使用抗抑郁药物导致自杀企图和行为增加的安全性警告,并要求企业在说明书中加入黑框警告语来提醒这一风险。就成人使用抗抑郁药问题FDA提出建议:对使用抗抑郁药的患者,尤其是那些抑郁症患者,应该密切观察抑郁症状是否恶化和自杀企图与自杀行为是否增加;当首次使用抗抑郁药治疗或改变剂量时,密切观察尤为重要。

总之,对抗抑郁药物可能增加自杀风险保持必要的警惕是应该的,但不能因此否定抗抑郁药物的治疗。关键是要在精神科医生的指导下结合患者具体病情选择合适的治疗方案,做到真正意义上的个体化治疗。

105 如何监护有自杀危险者?

在治疗未起效之前,需要护理人员或亲属对患者进行严密监护。具体做到以下几点:① 对自杀倾向强烈的患者,需进行适当的约束,必要时专人看管,使患者24小时不离监护人员的视线;② 把危险品(如刀、绳、剪)收放好,以避免患者利用这些器械自杀;③ 处方的药物只能限于几天的量或由家属保管,防止患者以药物作为自杀的方法;④ 多与患者交谈,鼓励患者生存的希望;⑤ 严密观察恢复期的患者,有些患者虽然病情好转,但由于社会的歧视、就业的困难以及精神刺激等,患者仍可出现自杀,且自杀率较高,故对恢复期的患者也应多加注意,减少不良的精神刺激,严防自杀。

106 与有自杀可能性的人谈论自杀会诱导其自杀行为吗?

许多人认为,和有自杀危险的人讨论自杀问题可能会诱导对方自杀,因此尽量回避与自杀有关话题。实际上,和可能自杀的人讨论自杀问题,可以及时发现对方的自杀企图,可以对其自杀的危险性进行准确评估,并使对方感觉到你的关心、理解、同情和支持是真诚的,在自杀预防工作中具有重要的意义。当然,这种讨论不应涉及自杀的具体方法,更不要评述哪种自杀方法容易致死、哪种方法痛苦较轻之类。在没有必要的情况下,也不应该向有自杀危险者介绍自杀的例子。

在交谈过程中,注意和对方一起来分析讨论以下方面的问题:① 对方遇到了什么样的困境,严重程度如何;② 过去有什么样的经验和长处可以利用;③ 外界是否有足够的支持帮助,自杀者自己有没有主动寻求过帮助;④ 还有没有更好的方式来摆脱目前的困境,自杀是否就是唯一的或最好的解决问题方式;⑤ 所遭遇的挫折困境是否有其积极的一面,顺利地渡过难关对个人的成长和发展有什么积极意义。

107 精神科住院治疗能避免患者自杀吗?

严重的抑郁症患者尤其是自杀倾向明显的患者,应该接受精神科住院治疗,但住院本身并不能保证自杀行为不会发生。防范住院患者自杀仍然有赖于严密的监护和各项有力的治疗措施到位。实际上患者的许多自杀行为就发生在住院期间或紧随出院之后,有研究显示,自杀危险性的两个高峰分别出现在入院后及出院后一周内。前者比较容易理解,主要是患者的疾病处于急性期。后者往往是因为患者的抑郁症虽已得到缓解,例如精神运动性抑制减轻,但他们疾病的感觉以及各种不良的心理社会状况依然存在,住院关怀的突然撤离也增加了心理的脆弱性,加上出院后遭遇新的应激以及出院后自杀工具更容易获得等因素,而出现自杀的高峰。

108 如何向有自杀危险者表达支持?

在表达支持时建议的做法是:① 让对方体会到你在真诚地关心他(她);② 让对方知道你想帮助他(她),而且换了其他人也同样会热情真诚地帮助他(她);③ 协助对方联系适当的求助渠道,如专业医疗机构、家庭成员、可信任的朋友等;④ 倘若对方仍执意要自杀,及时请有关部门介入干预。

应当避免的做法是:① 轻易答应为对方的自杀念头保守秘密;② 轻易相信对方不会自杀;③ 将有高度自杀危险者单独留下。

109 如果有了自杀念头怎么办?

如果您有了抑郁症,并已萌发轻生念头,切记这是一种病态,抑郁给您的情绪感觉绝不是真实的反映,也就是说这时的感觉是戴了抑郁的"有色眼镜"造成的。千万不能"跟着感觉走",这种消极的感觉只会把您引向歧路。您要认真问问自己,这种念头合理吗? 它有什么根据? 这些根据真实吗? 这样您就能认识到这种情绪感觉不可靠,从而不受它的蒙骗和支配。要认真检查这种想法的根据,不被消极情绪感觉所蒙蔽,同时,也要有勇气向别人倾吐自己内心的痛苦,取得大家支持和帮助。

110 有自杀危险者应该向哪些人求助？

人在遭遇各种应激性事件、陷于困境时，其社会支持的最主要来源是自己的配偶及其他家庭成员，其次为朋友、同事。后者的支持也很重要，是前者不能取代的。此外，各种专业心理机构、社会团体，包括政治团体和宗教团体等也是社会支持的重要来源。

在出现自杀意念或行动时，最好的办法是直接求助于专业性的心理咨询或治疗机构，因为这些机构的专业人员经过系统的专门培训，有一整套成熟的方法帮助来访者解决心理危机问题，并及时发现处理相关的疾病如抑郁症等。当然，目前社会上打着心理咨询招牌谋取不正当利益的江湖骗子较多，因此一定要求助于正规的心理卫生机构。

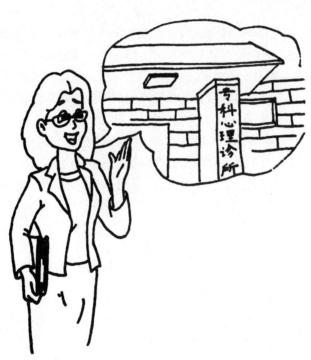

▪▪▪ 第二章

广泛性焦虑障碍

① 焦虑无处不在?

面临毕业的大学生为"饭碗"焦虑,衣食无忧的大老板为生意焦虑,邻居阿姨为儿子找媳妇焦虑,风光无限的女白领却同时为工作进程和家庭问题焦虑……随处可见的焦虑人群似乎印证一个不争的事实:人人都产生过焦虑情绪。北京一家媒体曾经进行的调查结果显示:52.1%的人会因为某件具体的事而焦虑,49.5%的人会因为"一段时间的生活状态"而焦虑,还有人会因为自己的"人生态度、生活追求"(42.4%)和"自身的心理状况"(35.2%)而焦虑。不过在心理医生看来,焦虑只是人类的正常情绪之一,而高学历、脑力劳动者及生意人群体尤其容易被焦虑情绪所"眷顾"。而工作或者学习上的事情、竞争压力、人际关系、生活压力、婚姻或感情问题等都很容易使人产生焦虑情绪。

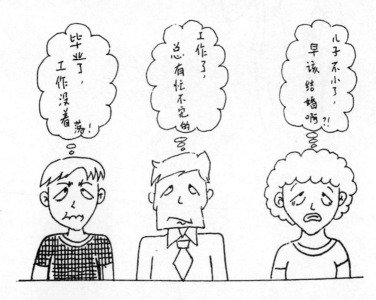

② 焦虑有哪些积极作用?

焦虑的积极作用有四个方面。第一是信号功能:它向个体发出危险信号,当这种信号出现在意识中时,人们就能及时采取有效措施应对危险。第二是动员机体处于战斗准备状态:焦虑发生时受植物性神经支配的器官产生兴奋状态,警觉增强,血液循环加速,代谢升高,为采取行动对付危险作出适当准备。第三,参加学习和经验积累的过程:焦虑帮助人们提高预见危险的能力,帮助人们不断调整自己的行为,学习应对不良情绪的方法和策略,适度焦虑时行为的效能可能更好。第四,适当焦虑可提高认知速度:研究证实,认知速度与焦虑呈倒 U 字形关系,即低焦虑时认知速度居中,轻度焦虑时认知速度最快,高焦虑时认知速度最慢。因此,适度的焦虑是有益的。只有焦虑过度,焦虑无明确的诱因或只有微弱的诱因时,才能视为病理性的。

③ 如何区分正常焦虑和异常焦虑?

临床心理学家已主要从个人体验和行为来区分正常和异常焦虑。① 体验的持续时间长短及程度的深浅:正常焦虑持续时间较短,程度较浅。② 焦虑产生及消失的条件:正常焦虑的原因经治疗者的分析和解释可以弄得比较清楚;异常焦虑则找不到真实的原因。

正常焦虑可以被某些活动所代替;某些活动也能减轻异常焦虑,但消减后又复现,来去突然。正常焦虑在得到安慰及鼓励、原谅及宽恕后就心情平静了;异常焦虑也有安慰和鼓励的需要,但由此并不能消除异常焦虑。虽然我们可以从比较看出某些差别,但上述这些特征的区分实际上都是不甚严格的。

④ 焦虑和抑郁的关系如何?

抑郁和焦虑两组症状群之间的关系很早就为人所注意。早在 1934 年 Lewis 就提出了两组症状间的连续性,认为焦虑症状从整体或部分上是抑郁的一部分。英国 Newcastle 学派的 Roth(1981)也把两组症状群之间的联系看做是情感障碍分类的核心部分,即绝大部分抑郁病人存在焦虑,绝大部分焦虑病人也存在抑郁。后来 Newcastle 学派对住院病人和门诊病人的一系列研究得出抑郁和焦虑应清楚地区分开。这一观点也得到了美国许多相似研究的证实。目前抑郁和焦虑的分界已被国际所接受,它也是国际上两个重要的诊断标准(DSM-Ⅳ 和 ICD-10)的重要特征。

关于焦虑和抑郁的关系不外有三种观点:① 一元论即连续谱论,认为焦虑和抑郁是同一疾病的不同表现形式;② 两分论认为,焦虑障碍和抑郁障碍是两种不同性质的疾病,常同存于同一个体;③ 共病论认为,焦虑和抑郁共存时是一种不同于焦虑障碍或抑郁障碍的独特的疾病实体。

5 是焦虑？还是恐惧？还是烦恼？

焦虑(anxiety)是一种内心紧张不安、预感到似乎要发生某种不利情况而又难于应付的不愉快情绪。它与恐惧一样都具有动机性后果。焦虑和恐惧这两个名词都采自日常生活语言和文学语言，因此许多心理学家认为它们至今还缺乏科学的准确性。一般说，在心理学中通常把有明确对象的不安、担心和忧虑称为恐惧，而没有明确对象的恐惧就是焦虑。因此焦虑是根本找不到任何对象的恐惧。由此可见焦虑是恐惧的一种特定类别。与烦恼不同，焦虑是指向未来的，烦恼主要是对已经发生的事件而言。焦虑也不同于应激，因为焦虑的主题是危险，当个体知觉到危险时就产生，而不论危险、威胁甚至愉快的事件都会引起应激。

6 精神分析学派对焦虑的产生是如何解释的？

精神分析学派认为，焦虑是心理冲突的产物。要了解弗洛伊德的焦虑成因观，就要从他的人格结构学说入手。精神分析学说认为人格可以分作三个部分：本我、自我和超我。

本我指人格中原始的非理性的冲动和本能，它没有价值、善恶与道德观，它信奉快乐原则，并力求发泄本能冲动。自我是人格中理智而又现实的部分，它产生于本我，信奉现实原则。它的三重功能是：应付外界的现实，感受并满足本我的需要，同时接受超我的监督。超我是指人格中的良知部分，它超越生存需要，渴望追求完美并按照道德原则行事。

在这一人格模型中，为了保护个体不被损害，自我努力调解本我和现实以及超我的关系，力求使本我能以社会所认可、超我所允许的方式获得满足。这其中的艰辛，怎不让自我充满令人不安的焦灼感？这就是经典精神分析学派的焦虑成因观。

7 行为主义学派对焦虑的产生是如何解释的？

按行为主义学派的观点，个体的任何习惯，不论是适应性的还是非适应性的习惯，都是通过学习而获得的，焦虑也一样。人不仅通过直接的亲身经历感受到焦虑，也可以通过观察、模仿别人(社会学习)而学会焦虑。一种刺激或情境引起焦虑和恐惧体验后，日后类似刺激或情境出现时将再次激起焦虑和恐惧反应，伴随相应的生理、生化改变。

8 认知学派对焦虑的产生是如何解释的？

认知心理学认为人们对事件的认知评价是焦虑发生的中介。如果人们对危险作出过度估计，焦虑反应与客观情境不相称，则将形成病理性焦虑反应。人们之所以产生对"危险"的过度评价与童年及青少年时期的经验有关，它使人们倾向于以不恰当的方式过分消极地评价内外信息，形成以"危险"为主题的负性自动想法，从而激活"焦虑程序"。所以说，焦虑是由于一个人对事件做了错误的认识和判断，而不是事件本身所引起的。

9 人本主义治疗观对焦虑的产生是如何解释的？

人本主义心理学的代表人物罗杰斯认为,那些自幼得不到积极关注却被要求不论对错完全服从父母的孩子会渐渐对自己产生怀疑,并用别人的价值观来评判自我,从而变得自卑、胆怯,成年后日常生活中的逆境会加剧这种自我不和谐,使他感受威胁、焦虑、混乱和不适应,严重的就会发展为过度或病态的焦虑。

另一位人本主义心理学的代表人物马斯洛把人类的基本需求分成生理需求、安全需求、社交需求、尊重需求和自我实现需求五个由低到高的层次,前4种需要得不到满足,而产生焦虑是正常的。但如果一个人的需要长期得不到满足,那么正常焦虑就有可能过度并转化为病态焦虑。

10 什么是焦虑障碍？

人们在面临重要约会、关键考试等重要事情时往往会出现焦急、紧张的表现,并且伴有心跳加快、呼吸急促、胃部紧缩感等生理现象,这是正常和有益的反应。如果您感到非常焦虑、紧张,烦恼,而且这种情绪干扰了正常的生活和工作,那么你也许患了焦虑障碍。焦虑障碍具有情绪和躯体两方面症状。可能包括：

- 与情况不符合的过度害怕和紧张。
- 总是担心丁能会有大难临头。
- 害怕失去控制,害怕"疯"了或是死了。
- 对在交场合感到难受、不适应。
- 不敢公开发言。
- 害怕领导、老师、陌生人。
- 不敢到人多拥挤的地方或是乘电梯。
- 脑海里反复思考一些事情或有一些冲动,明知道没有必要,仍无法控制。
- 不停地洗手。
- 反复检查门锁是否关紧。
- 脑子里时常闪现过以前受到伤害的场景。
- 失眠,容易惊醒,做噩梦。
- 手脚冰冷或是发热潮腥,或者不停抖动。
- 心跳加快、呼吸急促。
- 喉头梗阻,口干舌燥。
- 皮肤发麻跳动,甚至坐卧不安。

如果你有上述不适表现,就应该去看心理医生或是精神专科医生,做全面的检查,明确诊断是否具有焦虑障碍。

11 **哪些人容易患焦虑障碍?**

任何年龄的人群都有可能患焦虑障碍。性格比较自卑,面对问题缺乏技巧的人可能容易得病。人际关系、婚姻关系紧张,经常酗酒,长期滥用药物,经济条件差等也会使得病的机会增加。

12 **焦虑障碍有哪些严重后果?**

有些焦虑障碍病人往往认为自己可能得了某种疾病,到处看病,反复做各种检查和不恰当治疗,害怕出门,担心疾病发作。有些病人不能面对各种社交场合,失去朋友,丧失工作升迁的机会。因此焦虑障碍往往严重影响家庭关系、社交能力,慢性焦虑障碍还可以导致功能残疾。

13 **焦虑情绪是否会导致自杀?**

焦虑情绪并不等于焦虑障碍,焦虑情绪可广泛见于日常生活以及许多其他精神或躯体疾病。严重的焦虑情绪才可能是急性自杀的一个重要危险征兆。严重焦虑表现为高度紧张,反复或过分的担忧,惊恐发作,急切地用身体动作和语言表达痛苦、愤怒,情绪不稳定或情感爆发等。从自杀预防角度讲,对于严重的焦虑情绪应保持足够警惕!

14 **发现焦虑障碍患者有自杀危险时应如何处理?**

尽管目前尚无确切证据肯定焦虑障碍与自杀行为之间的关系,但实际工作中,在治疗焦虑障碍患者,尤其是有惊恐发作的患者时,仍应高度警惕自杀的可能性!如果判断患者的自杀危险迫在眼前,医生应要求患者住院治疗。如果确信患者在院外可以得到很好的监护,医生应交代患者家属负责药物的保管并监督患者按时按量服用。特别需要提醒的是,医生在处方药物时应选择一些安全性高的种类,避免因过量服用而造成的严重后果。

15 **从焦虑障碍角度怎样减少自杀风险?**

焦虑障碍无论与自杀行为之间关系如何,都是一个需要积极处理的问题。及时处理严重焦虑情绪,不但可以缓解患者的精神痛苦,也可能减少急性自杀的危险性,特别是在那些伴随潜在抑郁而尚未得到认识或处理之际,因为抗焦虑药物起效较抗抑郁剂要快。对抑郁患者的精神病性焦虑、惊恐发作,以及激越症状进行安全、有效、快速的治疗,也可以改善患者的预后,降低复发。

16 焦虑障碍药物维持治疗的时间是多久？

现在对于焦虑障碍维持治疗的方案到目前为止还没有一个权威的研究，但是由于焦虑障碍是一类易复发的疾病，且大多数焦虑障碍都呈波动病程，所以在完成急性期治疗后进行必要的维持治疗还是得到了专家的共识。根据一份国外的焦虑障碍的药物治疗指南，对于焦虑障碍的药物治疗一般建议至少 1~2 年。当然，由于不同的焦虑障碍其治疗的效果不尽相同，所以维持治疗的时间也并不完全相同，具体的情况应该咨询心理科医生。

17 为什么要加强对焦虑障碍患者家属的教育？

中国有句古话"一个篱笆三个桩，一个好汉三个帮"，当你身处逆境、压力重重之时，你最需要的什么呢？相信亲朋好友亲切的问候、深切的理解和热情的帮助是每一个人都热切渴望的。这些问候、理解和相助实际上就是心理学中所说的社会支持，它对于个体的身心健康有着十分重要的意义和作用。目前，越来越多的研究发现，焦虑障碍患者的社会系统在引起和维持焦急症状中起到了重要的作用。所以加强对于患者家属的教育，为患者建立一个良好的社会支持系统，对于病情的康复是有非常大的好处的。

18 什么是焦虑障碍的松弛疗法？

松弛疗法是治疗焦虑障碍最常用的一种治疗方法，因其简单易学，所以放松技术被许多焦虑障碍患者作为自我治疗技术。近年来放松训练发展了五大类型：① 渐进性肌肉放松；② 自身训练；③ 自我催眠；④ 静默；⑤ 生物反馈辅助下的放松。

虽然放松训练的原理及程序可不一样，但有着共同的目的，就是降低交感神经系统的活动水平、减低骨骼肌的紧张及减轻焦虑与紧张的主观状态。

19 松弛疗法有哪些要求？

几乎在所有的放松技术都存在以下四个基本成分（要求）：

（1）精神专一：要求自己集中注意于身体感觉、思想或想象。默默地或出声地重复一个音、词、句子或想象，以促进逻辑的继发性过程性思维转变为较少现实依据的原发性过程性思维。

（2）被动态度：当思维或想象发生分心时，教导自己不理睬无关刺激而重新集中注意力于精神专一。

（3）减低肌肉能力：处于一种安适的姿势，减低肌肉紧张。

（4）安静的环境：闭目以减少外来的分心，宁静的环境可减少外来感觉的传入。

当然，还有一条也是非常重要的，那就是需要有规律地进行训练。

20 焦虑障碍患者如何进行自我松弛治疗？

（1）练习者以舒适的姿势靠在沙发或躺椅上。

（2）闭目。

（3）将注意力集中到头部，咬紧牙关，使两边面颊感到很紧，然后再将牙关松开，咬牙的肌肉就会产生松弛感。逐次一一将头部各肌肉都放松下来。

（4）把注意力转移到颈部，先尽量使脖子的肌肉弄得很紧张，感到酸、痛、紧，然后把脖子的肌肉全部放松，觉得轻松为度。

（5）将注意力集中到两手上，用力紧握，直至手发麻、酸痛时止，然后两手开始逐渐松开，放置到自己觉得舒服的位置，并保持松软状态。

（6）把注意力指向胸部，开始深吸气，憋一两分钟，缓缓把气吐出来；再吸气，反复几次，让胸部感觉松畅。

这样，依此类推，将注意力集中肩部、腹部、腿部，逐次放松，最终，全身松弛处于轻松状态，保持一两分钟。按照此法学会如何使全身肌肉都放松，并记住放松程序。每日照此操作两遍，持之以恒，必会使心情及身体获得轻松。

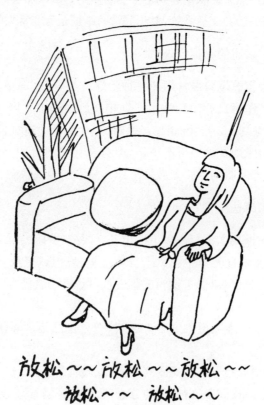

放松～～放松～～放松～～
放松～～　放松～～

21 **暴露疗法能治疗焦虑障碍吗？**

暴露疗法是指让患者暴露在各种不同的刺激性情境之中,使之逐渐耐受并能适应的一类治疗方法。主要分为两类:一类是快速暴露法,又称满灌疗法;另一类是缓慢暴露法,即系统脱敏法。绝大多数焦虑性障碍的治疗可以采用暴露疗法,特别是恐惧症,更是暴露疗法的主要适应证,包括一些特殊的恐惧症,如疾病恐惧、性交恐惧、排尿恐惧、血液和外伤恐惧和飞行恐惧等。其治疗方式是使用与应激有关的诱发刺激(如商场、公共车辆、会场等),通过有步骤地反复暴露取得适应来消除患者的应激反应(不良的情绪和行为)。

暴露可分为实体暴露和想象暴露。实体暴露是指现实生活情景的暴露。如一位对蛇恐惧的患者,治疗医师在保证、示范等步骤准备之后,将一条活蛇放在患者的手上。与实体暴露相对的方法是想象暴露,它是让患者通过想象恐惧情境来逐渐消除恐惧或不良反应。其方法有想象满灌、想象脱敏等。

22 **治疗焦虑障碍的药物有哪些？**

目前被医生用来治疗焦虑障碍的药物有:抗抑郁药、苯二氮䓬类抗焦虑药物、非苯二氮䓬类抗焦虑药物(如丁螺环酮、坦度螺酮)、抗组胺药、抗精神病药物等。抗焦虑药物可以快速有效地改善焦虑症状,但疗效并不持久,且可能存在药物依赖等问题。

23 **什么是广泛性焦虑障碍？**

广泛性焦虑障碍是指一种没有明确原因的、令人不愉快的紧张状态。和正常的焦虑情绪比起来,它往往强烈而持久,并且会妨碍你去应付当前的危机,甚至干扰日常生活。如果你患了广泛性焦虑障碍,你可能在大多数时候,在没有什么明确的原因情况下就会感到坐立不安、失眠、注意力难以集中、记忆困难、易怒和敏感,并出现一系列躯体症状,如震颤、肌肉疼痛、出汗、腹部不适、头昏眼花等表现。

24 **广泛性焦虑障碍会遗传吗？**

有的人天生开朗,有的人生来多愁善感。澳大利亚基因学家尼克·马丁研究发现人体有特定的基因控制着像焦虑和抑郁这些"情绪"。马丁认为,虽然人类焦虑在很大程度上受外界因素的影响,但是它们确实是由遗传性基因控制的,而且由多个基因控制的。可以肯定,遗传因素是广泛性焦虑障碍一个重要的易感因素,它对广泛性焦虑障碍的发病起着重要作用。流行病学调查发现,广泛性焦虑障碍患者的家属患同类疾病的几率远高于普通人群,其患病的风险率为19.5%,而普通人群患病的风险率仅为3.5%。

25 应激性生活事件对广泛性焦虑障碍发病有什么样的影响？

广泛性焦虑障碍的发生常常和应激性生活事件密切相关，特别是那些威胁性的事件，如人际关系紧张、躯体疾病以及工作问题。有证据表明，在患病之前数月或数年，很多广泛性焦虑障碍患者有生活事件增加的记录，比如亲人死亡、患病、失业或离婚；积极的生活事件，比如结婚、分娩、新的工作等，同样也可以诱发广泛性焦虑障碍。研究发现，应激性生活事件不但易诱发广泛性焦虑障碍，还影响广泛性焦虑障碍的病程和预后，使病程慢性化。

26 躯体因素对广泛性焦虑障碍发病有什么样的影响？

广泛性焦虑障碍的患者存在躯体表现如头昏、心悸、胸痛、高通气、紧张性头痛、失眠、背痛、肌肉紧张等，这些症状与某些躯体疾病相似，因而在临床上广泛性焦虑障碍常与一些躯体疾病相关联。许多躯体疾病可能是焦虑障碍的病因或诱因，如甲状腺功能亢进的患者可表现为易激惹、坐立不安、震颤以及心动过速，类似于焦虑发作。此时，体检可发现甲状腺肿大、细微震颤以及眼球突出，必要时可行甲状腺功能检测。嗜铬细胞瘤和低血糖也可致发作性的焦虑。

而广泛性焦虑障碍患者的躯体症状如头昏、心悸、紧张性头疼、失眠、背痛、肌肉紧张等，也是患者在综合医院相关科室反复就医的重要因素。约一半焦虑障碍患者首先就诊于综合医院心内科或急诊科等有关科室。

27 广泛性焦虑障碍患者有性格哪些特质？

广泛性焦虑障碍患者往往有一定的性格基础，也就是我们所说的焦虑性格。焦虑性格就是指个性敏感，易对芝麻小事紧张兮兮、性急、脾气暴躁、操心过度等。其行为会呈现出下列三种特质：第一种是完美主义倾向，也就是对所有的事物都要求十全十美的，给人以"吹毛求疵"的印象。第二种是自卑倾向，太过于在意别人或小事情，即对于别人考虑得太多，给人以"钻牛角尖"的印象。第三种为疑病倾向，也就是过度关心自己的身体状况，给人以"怕死"、"想不开"、"神经衰弱"的印象。

28 广泛性焦虑障碍有哪些突出表现？

广泛性焦虑障碍的主要临床表现是持续性担忧，其特征是过分和不切合实际的担忧，并出现一系列躯体症状和情绪障碍。患者担忧的内容通常超过两个不同的生活事件，比如健康、金钱或事业前途等，这种现象持续6个月以上。其具体症状包括以下四类：身体紧张、自主神经系统反应性过强、对未来产生无名的担心、过分机警。这些症状常常同时存在。

身体紧张：常常觉得自己没有办法放松，全身紧张，坐立不定，来回走动。

自主神经系统反应过强：易出汗，眩晕，呼吸急促，心跳过快，身体时冷时热，手脚冰凉或发热，面部发红或苍白，胃部难受，大小便频繁，喉头有阻塞感。

对未来产生无名的担心：常常为未来担心。

过分机警：每时每刻都像一个站岗放哨的士兵，对周围环境的每个细微动静和人类的言行充满警惕。

29 **如何诊断广泛性焦虑障碍？**

如果您或您的家人有上面我们说的那些广泛性焦虑障碍的表现，而怀疑自己是不是患有这类疾病，应该尽快到当地的心理科或精神科就诊，由医生作出恰当的诊断，在临床诊断过程中，心理医生会全面了解来访者的病史，包括年龄、焦虑的性质、有关症状的表现和严重程度，以及患者总体的健康状况。然后会进一步明确焦虑的原因，因为很多的躯体疾病（甲减、甲亢、糖尿病的低血糖发作、心动过速等）和治疗药物（例如 β-肾上腺激动剂、茶碱、皮质激素、甲状腺素和拟交感神经药物）也可能让人产生焦虑症状。因此，体格检查和必要的实验室检查，如甲状腺功能、血钙和血糖的测定，以及心电图与脑电图等检查，也是必不可少的。最后，医生会综合各项资料，依据诊断标准，作出是否广泛性焦虑障碍的诊断。临床诊断是一个专业的决策过程，切忌自己根据文字叙述对号入座。

30 **广泛性焦虑障碍的常用治疗方法有哪些？**

广泛性焦虑障碍诊断明确后，可选择的治疗方法有药物治疗、社会心理治疗或两者兼用。两种方法均有效。

31 **家属如何对待广泛性焦虑障碍患者？**

广泛性焦虑障碍患者的家属对患者的影响也是非常重要的。对于广泛性焦虑障碍患者，家属就应持有如下的正确态度：

（1）对患者的关心保持在正常范围内，也就是说不要过度关心。

（2）要让患者感受到家属对治疗的信心，在患者面前应表现出积极、有信心、配合治疗的态度。

（3）督促患者服药治疗，最好由家属保管药物。家属对药物的监管可做得隐蔽些，以免加重患者的心理压力。

总之，安静、平和、自信、协调的家庭氛围对广泛性焦虑障碍患者是有帮助的。

第三章

惊恐障碍

1 惊恐障碍:急诊室的"常客"

惊恐障碍是焦虑症的一种,又称急性焦虑障碍,病人往往感到一种突如其来的惊恐体验,伴有严重的植物神经紊乱症状,有些人出现濒死感或者失控感。病人常出现胸闷、心慌、呼吸急促或困难、头昏、头晕、头痛、肉跳、全身发抖、出汗、四肢和口角麻木等诸多症状中的一种或几种。这些症状会让病人觉得身体出了大问题,似乎将要死去,因而或奔走,或惊叫,或四处求救。到急诊室抢救,各种检查往往全部正常或仅仅有窦性心动过速,让病人、家属和很多医生十分费解。有些家属还不理解病人为何十分难受却查不到任何疾病,甚至误以为是在装病。这实在是天大的冤枉! 因为这是一种常见的心理疾病——惊恐障碍。

2 惊恐障碍的患病率有多高?

国外的研究表明:惊恐障碍的患病率男性为 1.3% 左右,女性为 3.2% 左右,这还不包括抑郁症等疾病所伴发的惊恐障碍,可见惊恐障碍是一种危害较广的常见病,你千万别以为只有你一个人倒霉得了这痛苦的疾病,得这种病的人很多,值得庆幸的是,经过正规治疗,绝大部分惊恐障碍的病人治疗效果都十分理想。

3 惊恐发作一般持续多长时间?

惊恐障碍一旦发作,症状似洪水猛兽,来得快、来得多、来得让人痛苦不堪,而且这种难过的感觉似乎愈演愈烈,一发不可收,发作时的分分秒秒都让人十分难熬。病人和家属也往往担心越发越重,无休无止。其实这种担心也是多余的,惊恐障碍发作一般历时 15～30 分钟,很少有超过一个小时的,而且其症状也并非越来越重,病人只要挺过一段难熬的时段就会感到症状越来越轻,不到半小时症状就会消失,病人的心情也会归于平静。

4 **惊恐障碍是一种欺女怕男的疾病吗?**

多方面的研究资料表明,惊恐障碍的发病率女性是男性的两倍。具体原因尚不十分清楚,可能的解释是:惊恐障碍往往是躯体上生理不适诱发的,正是对躯体生理不适的"灾难性解释"导致了惊恐障碍,而女性比男性似乎更敏感,她们感觉到的躯体生理不适远远多于男性,所以惊恐障碍的发病率女性比男性高也就不足为奇了。

5 **惊恐障碍的病人是否患有心脏病?**

惊恐障碍发作时,多数病人会突然感到心慌、心悸、胸闷、呼吸急促或困难、头昏、头痛,有些病人会出现胸痛和濒死感,有些病人会出现胸前压迫感,有些病人会出现心脏要从口腔中跳出来的感觉,也有些病人会出现心往下沉的感觉。这些体验往往让人认为是心脏病发了,故求治心脏科。但体格检查和各种仪器检查均无大碍,搞得病人和家属将信将疑,医生也大惑不解,如此反复多次才会想到会不会是心理疾病。我们临床上治疗的惊恐障碍的病人几乎全部是内科就诊多次无效而转诊的。

6 **什么叫预期焦虑?**

惊恐障碍发作时,病人的体验十分痛苦,因而发作后,病人非常担心再次出现类似的情况,因而惴惴不安,并出现一些植物神经紊乱的症状,这种状态就称为预期焦虑。它是惊恐障碍病人发作间隙期常见的一种状态。

7 **惊恐障碍的病人为什么会出现人格解体?**

有一小部分惊恐障碍的病人会出现人格解体的症状,人格解体主要分为两类:现实解体和狭义的人格解体。前者指病人感到周围的世界似乎是陌生的、疏远的、没有立体感和生机,或者像隔了一层薄雾,总之就是不真实了;后者主要指病人感到"我"变得不真实,似乎不存在。这些特别的感觉会让病人更加担心,加剧了焦虑。需要指出的是人格解体也可以出现在抑郁症、强迫症和精神分裂症等疾病。

8 **惊恐障碍会并发恐惧症吗?**

有些惊恐障碍病人(约占病人总数的 60%)会并发广场恐惧症,其中一部分是对第一次发病和经常发病的场所出现一些恐惧的体验,并自认为正是这些场所诱发了惊恐障碍,所以有意识地回避这些场所,以避免惊恐障碍的发生;更常见的是病人担心一人独处或在拥挤的场合发病得不到帮助,因而回避这些场合。这些担心其实都是错误的,它不仅没有解决惊恐障碍的老问题,而且新添了场所恐惧症这一新问题,导致病人社会功能的进一步减退,治疗也变得棘手,是"聪明反被聪明误"。

9 诊断惊恐障碍有无标准?

答案是肯定的。根据我国现行的精神障碍诊断标准,诊断惊恐障碍的具体标准如下:

(1) 符合神经症的诊断标准。

(2) 惊恐障碍需符合以下四项:① 发作无明显诱因,无相关的特定情境,发作不可预测;② 在发作间歇期,除害怕再发作外,无明显症状;③ 发作时表现强烈的恐惧、焦虑及明显的自主神经症状,并常有人格解体、现实解体、濒死恐惧或失控感等痛苦体验;④ 发作突然,迅速达到高峰,发作时意识清晰,事后难回忆。

(3) 病人因难以忍受却又无法解脱,因而感到痛苦。

(4) 一个月内至少有 3 次惊恐发作,或首次发作后继发害怕再发的焦虑持续 1 个月。

(5) 排除:其他精神障碍继发的惊恐发作;躯体疾病如癫痫、心脏病发作、甲亢或自发性低血糖等继发的惊恐发作。

10 惊恐障碍需与哪些疾病鉴别?

有些读者喜欢根据科普书籍上的描述对号入座,给自己作出诊断。事实上,有很多其他疾病的表现和惊恐障碍十分类似,在诊断惊恐障碍前必须将他们剔除出来,以免误诊误治,这些疾病包括癫痫、心率失常和二尖瓣脱垂等心脏病、嗜铬细胞瘤、低血糖、甲亢、酒瘾、药瘾等。诊断这些疾病需要临床专业人士的以及一些必要的辅助检查可以鉴别这些疾病。所以,一定要寻求专业人士的帮助,切勿按图索骥,误人误己。

11 惊恐障碍的人会发疯吗?

惊恐障碍发作时,相当一部分人会发生似乎将要失控和失去理智的感觉,这让这些病人十分担心和恐惧,而这种担心和恐惧反过来又会导致惊恐障碍的发作,对病情的康复不利。其实惊恐障碍的病人的大部分感觉是"失真的",那些担心也是不会发生的,病人不会因为惊恐障碍而变成精神病,他们发展成为精神病的可能性和我们常人一样大,这种很低的可能性几乎可以忽略不计。

12 心理治疗对惊恐障碍的疗效如何?

惊恐障碍是一种心理疾病,心理治疗当然是一种对付它的有效手段,临床上比较常用的心理治疗方法有支持性心理治疗和认知行为治疗。前者包括必要的一些解释和保证,同病人讲清楚他(她)的病没有严重后果,不会发疯,也不会死去,而会逐渐好起来,这不仅会让病人情绪稳定下来,而且在有些病人身上会出现明显的症状好转;认知行为治疗则是通过一些技术来矫正病人的不良认知,也就是对生理不适的灾难性解释,一旦不良认知改变了,惊恐障碍的症状会明显减轻。

13 惊恐障碍发作时你可以默念哪些口诀?

俗话说:"解铃还需系铃人",消除这些认知曲解,用合理的认知替代它有利于症状的缓解,经常默念下列口诀有利于合理认知的建立:①"我的紧张、心慌……不过是一种焦虑反应";②"焦虑反应没有危险性后果,不要怕";③"不要去想可怕的事情,尽可能地放松自己就行";④"心跳,胸闷,透不过气……仅仅是惊恐障碍的一个症状,我绝对不会死";⑤"只要不去想死亡的事,我就肯定能战胜惊恐障碍";⑥"我能对付它,不必匆匆忙忙去医院";⑦"保持平静焦虑就会慢慢好转,没有那一次焦虑会持续存在"。每天默念这些口诀多次,并坚持不懈,效果会非常好。

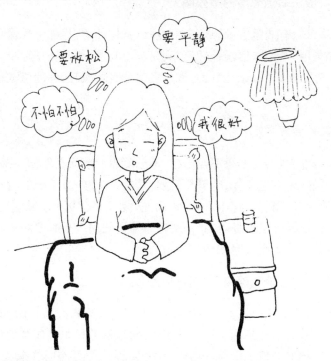

14 惊恐障碍的治疗药物有哪些?

常见的治疗惊恐障碍的药物有四类:① 安定类抗焦虑药物,包括安定、氯硝安定、佳乐定、硝基安定、舒乐安定等,一般逐渐加到最佳治疗量,稳定 2~6 周后逐渐减量;② 抗抑郁药,其中新型抗抑郁药有氟西汀、帕罗西汀、氟伏沙明、西酞普兰、舍曲林、万拉法新、米氮平等,传统抗抑郁药有阿米替林、多虑平、氯丙米嗪、马普替林等,两类药品疗效相当,但新型抗抑郁药因为副作用小、使用方便而逐渐成为主流药品;③ β-肾上腺素受体阻滞剂,如心得安等,但哮喘、心衰、心动过缓均不能使用;④ 其他药物如丁罗环酮,也可以用于治疗,缺点是起效慢。临床上常用以上几类药物合用治疗惊恐障碍。

15 **吃了几天药后惊恐障碍依然发作,是不是误诊了?**

惊恐障碍常常需要药物治疗,比较常用的药物有各种类型的抗抑郁药,以安定类药物为主的抗焦虑药和心得安等。这其中抗抑郁药是主力,但是抗抑郁药起效较慢,如果医生单纯使用抗抑郁药治疗,不合用安定类药物或者心得安,那往往在最初的1～2周里病情好转不明显。有些抗抑郁药会导致药源性焦虑,病人的病情还会加重。碰到这些情况,病人不要紧张,等抗抑郁药的疗效出来以后就好了。如果要让等待的过程舒服一点,找专业医生服用一些安定类药物或者心得安就可以了。

16 **深慢呼吸法对惊恐障碍有效吗?**

深慢呼吸法可以有效缓解惊恐障碍的症状,具体如下:尽你可能深吸气一口,能吸多少吸多少,稍微屏一会儿,慢慢地吐出来,尽可能吐尽,如此循环呼吸,使每分钟呼吸频率保持在 10～12 次,坚持做几分钟,你的症状会有所减轻,你的感觉也会越来越好。不信您试试。

17 **惊恐障碍会复发吗?**

答案是:有可能。首先,如果不经治疗,惊恐障碍的病人在发作一次以后往往会再次发作,甚至会隔三差五地发作,也就是复发;其次,即使经过系统的治疗,惊恐障碍仍有一定比例的复发率,当然治疗不系统、不彻底,复发率就更高。讲惊恐障碍会复发,不是说惊恐障碍难治疗、治不好,只是提醒惊恐障碍的病人平时要注意心理保健,以预防复发,一旦有复发苗头则及时就诊。

18 **家中有人得了惊恐障碍,家属应当怎么办?**

家属应当做到如下几点:① 要理解病人,千万别以为病人是装病、是无病呻吟、是博取家人的关注和同情,这确确实实是一种病,而且是一种非常痛苦的病。② 要适当安慰病人,病不会招致严重的后果,经过治疗会好的。③ 要及时让病人得到专科医生的治疗,不能讳疾忌医,只在内科的各个科室转悠,从而耽误治疗。④ 要督促病人配合治疗,大部分惊恐障碍的病人需要服用药物,要让这部分病人不折不扣地服药。病情好转后也要巩固治疗一段时间,不能好了伤疤忘了痛,症状一好就停药,导致病情经常反复。

第四章

强迫症

1 什么是强迫症？

强迫症是以反复出现强迫观念和（或）强迫行为为基本特征的一类神经性障碍。

强迫观念是以刻板形式反复进入患者意识领域的思想或观念，往往是没有意义、不必要的或多余的。患者虽意识到这些，也很想摆脱，但又无能为力，因而感到十分痛苦。

强迫行为就是指反复出现的、刻板的仪式动作，患者明知不合理，但又不得不做。这种行为的出现往往是为了减轻强迫观念所引起的焦虑不安而采取的顺应行为，正如许多患者所述："不那样做心里就不舒服，做了心里会暂时舒服些"。其中以强迫性检查和强迫性清洗最为常见。

90％的患者既有强迫观念又有强迫行为。

2 强迫症的发病率有多高？

强迫症在人群中的发病率是较低的，为万分之几。从 1982 年全国 12 个地区调查看大约为万分之三。城乡患病率相似，女性发病率略高于男性。约 1/3 的病例首先出现 10～15 岁，75％的患者起病于 30 岁前。

3 是不是有强迫性人格障碍的人以后就会发展成强迫症？

这种说法是不正确的，因为有强迫性人格障碍的人更容易发展成强迫症，只是可能性增大，但并不是一定。有强迫性性格的人并不一定就会发展成强迫症，没有强迫性性格的人不一定就不患强迫症。这种解释可能与遗传因素与强迫症关系的解释类似。

4 父辈患有强迫症，子代就一定会出项强迫症？

这种认识是不正确的，因为强迫症不是完全的遗传病，更不是显性遗传病。所谓显性遗传病通俗地讲就是父辈有病子代就会发病。强迫症是一种多基因疾病，基因和环境都与发病有关。所以父辈有强迫症子代不一定会发病，当然，父辈没有也不一定子代就不会发病。

5 强迫症的发病原因是什么？

正如绝大多数精神科疾病一样,强迫症的确切病因还不清楚,归纳起来大约有四种可能原因:① 遗传因素:强迫症患者的一级亲属焦虑症的患病率明显高于普通人群。② 生化因素:5-羟色胺系统功能增高与强迫症发病有关。③ 解剖因素:可能与基底节功能失调有关。④ 心理因素:弗洛伊德学派把强迫症视为病理的强迫性性格进一步发展的产物,行为主义学派也有关于强迫症的理论解释。

6 什么叫强迫性人格障碍？

所谓的强迫性人格障碍就是指这种人有惰性,犹豫不决,好怀疑和按部就班。他们以高标准要求自己,希望自己所做的事完美无瑕,事后反复检查,苛求细节,为此他们表现出焦虑、紧张和苦恼。他们的道德感过强,过于自我克制,过分自我关注和责任感过强,平时拘谨,小心翼翼,对自己的安全过分谨慎,思想得不到松弛。事先计划好所有动作,而且考虑得过于详细,过分迂腐、刻板与固执。这类人虽然可以得到一个稳定的婚姻并在工作上取得成就,但少有挚友。

7 什么是强迫观念？

强迫观念包括强迫性思想、强迫情绪和强迫意向。

强迫性思想是指一些字句、话语、观念反复进入患者的意识领域,干扰了正常的思维过程但又无法摆脱。常见的有强迫怀疑、强迫联想、强迫回忆及强迫性穷思竭虑等。

强迫性情绪是指患者对对某些事物的担心或厌恶明知不必要或不合理,自己却无法摆脱。如,担心自己会伤害别人,担心自己会做出不理智的行为。若看到棺材等就会立即产生强烈的厌恶或恐惧,自己知道没有必要,但无法克制于是极力回避,称为强迫性恐惧。

强迫性意向是指患者反复体验到想要做某种违背自己意愿的动作或行为的强烈内心冲动。例如,每次走到河边都有跳下去的冲动,尽管这种内心冲动很强烈,但从未付诸行动,自己为此痛苦不已。

8 强迫行为有哪些表现？

强迫行为都是继发于强迫性思维,两者之间有可以理解的联系。它包括了强迫性检查、强迫性清洗、强迫性询问、强迫性仪式动作及强迫性迟缓等,其中前两种临床最多见。

① 强迫性检查:是患者为了减轻强迫性怀疑引起的焦虑而采取的措施。例如寄信时反复检查信的内容。

② 强迫性清洗：患者为了消除对脏物、毒物、细菌污染的担心，反复洗手、洗澡、洗衣服。

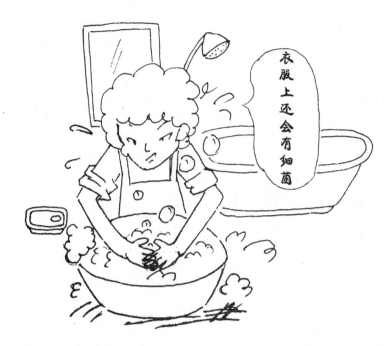

③ 强迫性询问：强迫症患者常常不相信自己，为了消除焦虑或穷思竭虑给患者带来的焦虑，常反复要求别人不厌其烦地给予解释或保证。

④ 强迫性仪式动作：为了防止或减轻强迫观念引起地焦虑不安而反复出现地动作。例如，患者出门时，必须向前走两步，再向向后走一步，然后才出门。

⑤ 强迫性迟缓：是指因仪式动作所引起的行动迟缓。

9　**强迫症患者会不会因为痛苦而自杀？**

这种可能性是有的。患者一方面是被强迫症所困十分痛苦；另一方面，强迫症患者伴有抑郁情绪的很常见，有的患者已经达到了抑郁症的诊断标准，出现抑郁症的患者自杀的可能性就更大了。

10　**有些精神病患者是不是也有强迫性症状？**

是的，如精神分裂症患者和抑郁症患者都可以伴有强迫症状。当然这种情况的出现也增加了精神分裂症和抑郁症的治疗难度。另外，还有一些患者本来没有强迫症表现，但服用抗精神病药之后却出现了强迫症的表现，如服用氯氮平的患者较其他抗精神病药常见，此即所谓的"药源性强迫"。

11 会出现强迫症状的还有哪些疾病？

例如中枢神经器质性病变,特别是基底结病变,可以出现强迫症状。另外其他精神障碍也可以伴发强迫障碍,如多动症、抽动秽语综合征、孤独症、惊恐障碍、单纯恐惧症和社交恐惧症、进食障碍等。

12 有些人偶尔也会来回检查门有没有锁,这种情况是不是强迫症？

偶尔怀疑自己门是否锁了而回来检查的情况,部分正常人也是有的。可能有这种行为的人比例还很高,精神科护士多数人都有这样的经历,因为门是否锁了事关重大。这是正常的。对于经常怀疑的人要从以下几点考虑后再作判断:这种怀疑自己认为有必要么？是否自己曾经想控制而控制不了？是否为此而痛苦？如果认为没有必要,但还是控制不住要检查,且为此苦恼,这种情况就要考虑强迫症了。当然最好求助专业医生,以明确诊断,勿生搬硬套。

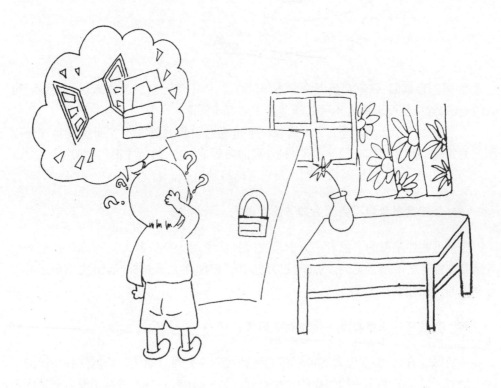

13 **是否强迫症患者都有强烈的求治要求?**

在疾病初期,绝大多数强迫症患者是有强烈的求治欲望,然而,约5%的患者起病初就不认为自己的观念和行为不合理,也无求治要求。慢性强迫症患者在试图摆脱强迫症失败后,形成了适应其病态心理的行为模式,对强迫症状不再感到苦恼,转而坚持保留其病态行为,不再要求治疗。

14 **是否强迫症出现精神症状就意味着就发展到精神病了?**

这种认识不全面。在慢性强迫症患者,病情加剧时可以出现短暂的精神病性症状,不久就可恢复,此时不宜认为强迫症已经发展成了精神分裂症。少数病例精神分裂症症状可以和强迫症症状同时存在,这时就要考虑下两个诊断。

15 **强迫症有哪些治疗方法?**

强迫症的治疗有三种方法:心理治疗、药物治疗和精神外科治疗,前两种方法结合起来治疗效果可能较好。外科治疗临床不常用,只适用于少数慢性患者,如果药物治疗和心理治疗失败,而患者又处于极度痛苦之中,在患者和家属的要求下,可以考虑手术治疗。手术方式可以分为扣带回切除术、囊切开术、边缘皮质切断术和尾核下神经束切断术。

16 **强迫症心理治疗的常用方法有哪些?**

强迫症心理治疗常用的方法有两种:支持性心理治疗和行为治疗。支持性心理治疗就是对患者进行耐心的解释和心理教育,使患者了解其疾病性质,指导患者把注意从强迫症状转移到日常生活、学习和工作中去,有助于减轻患者的焦虑。行为疗法可以采用暴露疗法和反应防止法,前者是帮助其减轻焦虑,后者是帮助其减少仪式动作和强迫思维出现的频率。

17 **哪些药物可用于治疗强迫症? 有什么副反应?**

药物治疗的主要药物有氯丙咪嗪和选择性5-羟色胺再摄取抑制剂。氯丙咪嗪对强迫观念效果较好,对强迫性行为治疗效果较差。而与选择性5-羟色胺再摄取抑制剂相比其副作用较大,例如口干、震颤、镇静、恶心、便秘、排尿困难和男性射精不能等,剂量较大时可能会出现抽搐发作。选择性5-羟色胺再摄取抑制剂临床常见的副反应就是胃肠道副反应。

对于焦虑情绪严重,有失眠及惊恐发作者可加用氯硝西泮;有失眠和情绪低落者可以加用曲唑酮;情绪波动,具有双相特征者,可加用锂盐。有抽动、分裂型特征或偏执症状者宜加用氟哌啶醇或哌咪清。

55

约 50％～60％使用一线药物（即氯丙咪嗪或选择性 5-HT 再摄取抑制剂）的强迫症患者可获得症状改善。

18 药物治疗强迫症要注意哪些问题？

对于强迫症治疗最重要的就是树立信心，遵从医嘱，坚持治疗。治疗之初可能因为药物副作用而不适，这些情况要及时对医生反映，医生会给予相应的处理，切忌随便断药和换药。治疗短期可能效果不明显，此时不要灰心，坚持就会胜利。如氟西汀和胰岛素或口服降糖药联用可能引发低血糖。整个治疗的时间不宜短于 6 个月。过早减药或停药常导致病情复发，部分患者需长期服药才能控制症状。另外一点就是：在需要使用其他药物时要咨询医生，防止出现严重的副反应。

19 强迫症的预后如何？

大多数病例起病缓慢，无明显诱因，就诊时病程已达数年之久。54％～61％的病例逐渐发展；24％～33％的病例呈波动性病程；14％的病例有完全缓解的间歇期。通常起病年龄早、病程长、强迫行为频繁、伴有人格障碍者，药物疗效较差。

第五章

恐惧障碍

① 恐惧症常见吗?

患有恐惧症的人往往感到非常痛苦,严重时会影响到正常的生活、工作和学习,更有甚者会出现轻生的念头与行为。然而大多数患者都不了解这是一种疾病——一种心理疾病。在现代社会中,这种疾病的发生率相当高。1982 年我国精神疾病流行学调查显示,在 15～59 岁居民中恐惧症的患病率为 0.59/1 000,我国各地调查的患病率的平均值则为 2/1000 左右,而国外报道一般人口中的总患病率为 77/1 000。此病的发病年龄不一,青年期与老年期发病者居多,且青少年中患有恐惧症的人愈来愈多了。本病如不予以治疗,可以变得严重,也可能出现短时间好转甚至完全缓解。

② 恐惧症的就诊率低?

恐惧症的就诊率偏低,只有约 1/4 的患者接受治疗,原因有以下两方面:一种是患者往往通过回避恐惧的情境、物体或活动来避免恐惧;另外,患者不认为这是一种疾病,误以为是自己过分脆弱胆小,而羞于求医。其实只要接受适当的治疗,85%～95%的患者病情往往能得到明显的改善。

③ 什么是广场恐惧症?

广场恐惧症是以害怕单独离家外出到人多拥挤的场所,伴有预期焦虑和回避反应为特征的一种恐惧障碍。

广场恐惧症的病因尚未明确,可能与以下一些因素有关:

(1) 遗传因素:研究结果提示,广场恐惧症可能与遗传有关,尤其影响到女性亲属,对此原因尚不清楚。

(2) 性格特征:患恐惧症的人往往性格偏内向,胆小,羞怯,易紧张,依赖性强。

(3) 精神因素:在发病中患者所承受的精神压力也常起着非常重要的作用。

4 **广场恐惧症有哪些临床特点?**

广场恐惧症易发生于男女青年,起病多在 18～35 岁之间;而害怕在空旷场所会行走不稳或跌倒的患者起病多在 40 多岁。女性多于男性。

患者害怕到人多拥挤的场所,如会场、剧院、餐馆、百货商场、菜市场等或排队等候;害怕使用公共交通工具,如乘坐公共汽车、火车、地铁、飞机等;害怕到空旷的场所,如旷野、空旷的广场、球场、公园等;害怕单独离家外出或单独留在家里,在有人陪伴时,患者的恐惧可以减轻甚至消失。

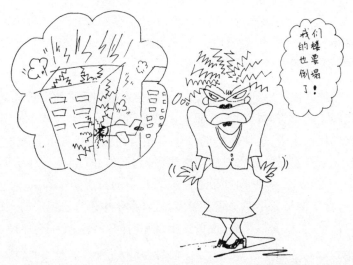

患者进入此类场所或处于这种状态便感到紧张不安,往往出现明显的植物神经症状,如头昏、心悸、胸闷、出汗等,严重时出现人格解体体验或晕厥。存在反复或持续的回避行为,也常产生预期焦虑。患者明知道恐惧是过分的、不合理的或不必要的,但不能控制。

5 **广场恐惧症和惊恐发作有什么关系?**

广场恐惧症患者往往伴有惊恐发作,所以根据有无惊恐发作可把广场恐惧症分为无惊恐发作和有惊恐发作两种临床亚型。

很多广场恐惧症来自于惊恐发作,在惊恐障碍得到有效治疗后,广场恐惧症会逐渐消失,故惊恐障碍是原发的、广场恐惧症是继发的;也有的表现为起病前无惊恐发作,不在害怕的场所也无惊恐发作,只在恐惧场所时极度恐惧而达到惊恐发作的诊断标准,当回避恐惧场所或恐惧症得到有效控制时,惊恐发作便会停止,此类型中广场恐惧症是原发、惊恐发作属继发反应。还有的表现是广场恐惧症与惊恐发作见于同一患者,患者既在拥挤场所会有惊恐发作,在一般情况下也有发作,此类病例常需分别给予适当治疗,两类症状才会消失,这类情况考虑为二者共病。

6　广场恐惧症如何治疗？

广场恐惧症的治疗大致包括一般心理治疗、认知行为疗法和药物治疗三方面。

（1）一般心理治疗：如心理教育，保证和支持疗法，治疗的目的在于减轻患者的预期焦虑，鼓励患者重新进入害怕的场所。

（2）暴露疗法：在对无惊恐发作的广场恐惧症的认知行为治疗中，暴露疗法常较为有效。先向患者解释疾病的认知模式，阐明恶性循环是维持症状的关键，使患者认识到若打断了促使症状持续的恶性循环，恐惧感会渐渐地消退，然后指导患者想象害怕的场所或情景，再鼓励患者进入现象暴露，逐级进行，反复训练，促使病人产生信心面对回避情境，逐步减轻焦虑。如果病人配合治疗，有效率可达90％以上。

（3）药物治疗：广场恐惧症的药物治疗主要是运用抗焦虑剂，意在消除患者的焦虑症状，常用的药物有苯二氮䓬类以及抗抑郁药。对伴有惊恐发作的广场恐惧症患者，宜优先使用抗惊恐的药物治疗。

7　什么是社交焦虑障碍，分哪几种？

社交焦虑障碍即社交恐惧症，是以害怕与人交往或当众说话，担心在别人面前出丑或处于难堪的境况，因而尽力回避为特征的一种焦虑障碍。

该病可分为三个亚型：一种是广泛性社交焦虑障碍，指在大多数社交场合都焦虑；另一种是非广泛性社交焦虑障碍，只对两或三种社交场合感到害怕；还有一种特定性社交障碍，也即公共场合讲话恐惧，是指只对特定的社交场合焦虑。

广泛性社交恐惧的患者常常害怕出门，不敢与人交往，甚至长期脱离社会生活，无法工作，70％～80％患者同时伴有回避型人格障碍。

社交焦虑障碍还可细分为许多种，常见：赤面恐惧、视线恐惧、表情恐惧、异性恐惧等。

8　社交焦虑障碍的病因有哪些？

社交焦虑障碍的发病与多种因素有关，包括神经生化异常、遗传因素等。

（1）神经生化异常：左旋多巴标记的药理学探针研究发现，胞突突触后部位5-羟色胺能功能异常。社交焦虑障碍患者多巴胺功能降低，纹状体部位的多巴胺减少。

（2）遗传方面：广泛性社交焦虑障碍比非广泛性社交焦虑障碍及特定社交焦虑障碍更具有家庭遗传倾向性。广泛性社交焦虑障碍患者一级亲属的患病危险性是正常对照的10倍，故社交焦虑障碍与遗传密切相关。

9　社交焦虑障碍有哪些临床特点？

社交焦虑障碍常起病于少年或成年早期，较广场恐惧症起病年龄为早，且是一个慢性疾病过程，平均病程约20年左右，自发缓解的可能性很小，只有1/4的患者随年龄增长而缓解,高教育水平、起病较迟和无其他精神疾病的社交恐惧症患者的缓解可能性更大一些。

约半数患者有一定的社会功能障碍,由于害怕和回避社交,影响在社交、教育及职业的发展,社交焦虑症的患者不愿讲话,未婚独身,教育程度低,社会经济地位低,生活质量低的比例明显高于正常人群。

社交焦虑障碍主要表现为害怕处于众目睽睽的场合,大家注视自己;或害怕自己当众出丑,使自己处于难堪或窘困的地步,因而害怕当众说话或表演,害怕当众进食,害怕去公共厕所解便,当众写字时控制不住手发抖,或在社交场合结结巴巴不能作答等。

社交焦虑障碍患者常表现在与人相遇时特别注意自己的表情和行为,并对自己的社交表现评价过低。一般情况下可以完全没有症状,其焦虑症状只在担心会遭到害怕的场合(预期焦虑)或已经进入害怕情境才会出现,此时患者感到不同程度的紧张、不安、恐惧,常伴有脸红、出汗和口干等植物神经症状。严重的社交恐惧症,极度紧张时可诱发惊恐发作。

⑩ 什么是赤面恐惧?

赤面恐惧即见人脸红,害怕被别人看到而惴惴不安者。例如:一大学女生进入大学后,在同学面前总感到有些压抑,会比较在意同学们看她的眼神是否有蔑视或怠慢之意。一次上课时发现新来的男老师总是注意自己,她颇感难为情,不禁脸红心跳,浮想联翩,以后与他迎面相逢时都感到面红耳赤,心慌气促,渐渐地连与其他人见面说话都会脸红心跳。日子长了,她逐渐怕与人交往,害怕被人看到自己脸红,羞于见人了。

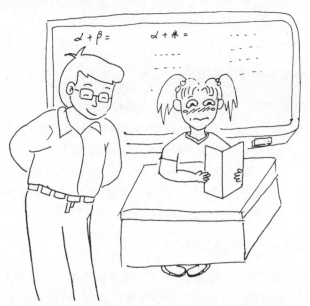

11 什么是视线恐惧？

视线恐惧即害怕与别人对视，或自认为眼睛的余光在窥视别人因而惶恐不安者。患此病的人与别人见面时不能正视对方，往往眼睛不知看哪儿好，也不能集中注意力与对方交谈，常常失态，又特别在意别人的眼光，而产生恐惧。也有的人控制不住用眼睛余光偷瞄别人或目光无法集中在想要看的物体上，也即余光恐惧。例如：一初中女生自诉自己克制不了用眼睛余光偷瞄别人，连看书都会忍不住用余光来看，而无法正视，但坚持不了一会儿，眼光就会四处飘忽，无法集中了，不仅眼睛感到很吃力、很累，而且心里感到非常恐惧、害怕。原来，刚开始女孩对班上的一名男孩产生了好感，恐于被老师、同学发现，不敢正眼看对方，总是用眼睛余光偷偷注视对方，心中又恐被对方察觉，总是心情紧张、焦虑不安，上课也不能集中注意力。渐渐地，她的学习成绩直线下降，可仍无法控制自己的眼睛，情况却越来越严重。

12 什么是表情恐惧？

表情恐惧即总担心自己的面部表情会引起别人的反感或蔑视，而对此惶恐不安者。例如：一位表情恐惧症患者，在别人与他开玩笑时听到别人说自己笑时一副苦瓜脸，从此就不敢笑了，甚至不愿见人。

13 什么是异性恐惧？

异性恐惧即害怕与异性相遇者，而患者与自己熟识的同性及一般同事交往时则不存在多大问题。例如：一高中女生，性格较内向害羞。一天在下楼梯时，不小心撞到了旁边的男生身上，周围几个男生朝着她窃笑，当时她满脸面红，非常后悔。从此她开始避开男生，尽量不与男性接触、说话，甚至见到男性就躲，对男性感到恐惧，明知道他们不会对她怎么样，可仍会感到恐慌、紧张，甚至浑身颤抖。

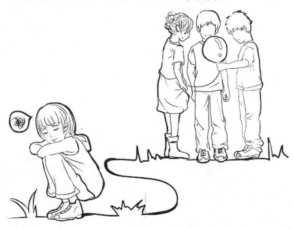

14 **社交焦虑障碍如何治疗?**

社交焦虑障碍的治疗有药物治疗及心理治疗等。

(1) 药物治疗:选择性 5-羟色胺再摄取抑制剂(SSRI)因其疗效好且副作用少,现已成为治疗社交焦虑障碍的首选药物。帕罗西汀是目前最常用的,治疗的平均剂量为 20 mg/天。苯二氮䓬类药物如阿普唑仑、氯硝安定等通常仅小剂量、短期使用,或作为抗抑郁药治疗起效前的对症处理。β-阻滞剂(心得安)对于广泛性社交焦虑障碍通常无效,但对于治疗演员、音乐家和公开演讲者的表演性焦虑很有效。

(2) 心理治疗:心理治疗是社交焦虑症的主要辅助治疗,与药物同时治疗可降低复发率。目前常用的、比较有效的心理治疗是认知行为治疗,包括暴露疗法、认知重建和社交技能训练。

15 **什么是单纯恐惧症?**

单纯恐惧症又称特定恐惧症,指患者对某一具体的物件、动物等有一种不合理的恐惧。最常见的为对某种动物或昆虫的恐惧,如蛇、狗、猫、鼠、鸟、蜘蛛、青蛙、毛毛虫等。有些患者害怕鲜血或尖锐锋利的物品,还有些对自然现象产生恐惧,如黑暗、风、雷电等。

单纯恐惧症的症状较恒定,多只限于某一特殊对象。但在部分患者却可能在消除了对某一物体的恐惧之后,又出现新的恐惧对象。单纯恐惧症常起始于童年,以女性多见。大多数特定的恐惧对象因为较容易回避,对正常生活没有太大的影响,只有当单纯恐惧症严重干扰生活时,患者感觉苦恼时才会寻求治疗。

16 **单纯恐惧症如何治疗?**

对于单纯恐惧症的治疗,心理治疗的疗效相对来说要优于药物治疗,最好选用认知行为疗法。以暴露疗法为主,可选择现场暴露或默想暴露,方法包括:系统脱敏、想象冲击、持久暴露、参与模仿和强化练习等技术。可以个别治疗,也可以集体治疗。有的患者采用精神动力疗法可能有一定帮助。药物对于单纯恐惧症的效果不佳,但有惊恐发作者,则应同时给予抗惊恐药物治疗。

第六章

创伤后应激障碍

1 哪些事件可以称作创伤性事件？

关于创伤性事件的定义，各类诊断标准中并未严格地给出具体的限定范围，主要涉及个体在事件中的角色特征。① 个体必须曾暴露于一个事件；② 个体必须是事件的幸存者；③ 事件是个体本人的一种体验；④ 个体曾目睹他人经历过一种事件，例如在各种事故（车祸、火灾、空难等）中的幸存者等。

美国《精神障碍诊断与统计手册》DSM-Ⅳ创伤定义中所列举的事件如下：① 真实的死亡；② 死亡威胁；③ 严重的损伤；④ 自我的躯体完整性受到威胁；⑤他人的躯体完整性受到威胁。上述这些事件可能会对体验、目睹或面临它的个体造成精神创伤。

2 创伤后应激障碍有哪些典型的临床症状？

创伤后应激障碍(PTSD)典型的临床症状包括：(1) 持续地重新体验到这种创伤事件。如：① 反复闯入性地痛苦地回忆起这些事件；② 反复而痛苦地梦及此事件。(2) 对创伤伴有的刺激作持久的回避，及对一般事物的反应显得麻木。如：① 努力避免有关此创伤的思想、感受或谈话；② 努力避免会促使回忆起此创伤的活动、地点或人物；③ 不能回忆此创伤的重要方面；④ 明显地很少参加有意义活动或没有兴趣参加；⑤ 有脱离他人或觉得他人很陌生的感受；⑥ 情感范围有所限制（例如不能表示爱恋）。(3) 警觉性增高的症状，表现为：① 难以入睡或睡得不深；② 激惹或易发怒；③ 难以集中注意。

3 创伤后应激障碍常与哪些疾病合并发生？

创伤后应激障碍可以伴发焦虑、抑郁、失眠及物质依赖等多种精神疾患，也可伴发高血压、支气管哮喘、消化性溃疡、肥胖、肿瘤及其他心身疾病。并且，幼年有创伤经历的创伤后应激障碍患者更易伴发其他疾病。有学者经过研究指出，战争所致创伤后应激障碍可持续 50 年，并且共病抑郁的患者自杀危险性亦增加。简而言之，创伤后应激障碍会给个人、家庭、社会带来沉重的心理、生理和经济等方面的负担。

4 如何防治创伤后应激障碍的发生？

因为创伤后应激障碍发生的必要条件是经历创伤性事件，因此，其预防首先是防止创伤性事件的发生，但实际上创伤性事件的发生有时是防不胜防的，但我们可以在创伤性事件发生时及发生之后，及时通报有关事件的情况，进行有效的心理健康教育和心理疏导。

创伤事件后公共卫生的社会支持在预防创伤后应激障碍的发生方面起着极其重要的作用。同时，及时、实际、有效的灾后干预能够减缓创伤性经历的不良心理影响，降低创伤后应激障碍的发生率。但也有个别研究指出，这些措施并不能改变创伤后应激障碍的发生过程。另外我们还可以对高危人群加强社会支持，对出现急性应激反应的受害者进行心理干预，避免创伤后应激障碍的发生。对已出现创伤后应激障碍的患者应进行即时有效的治疗，早期治疗干预有助于减少受害者创伤后应激障碍发生率或减轻其症状。

5 心理治疗对创伤后应激障碍患者有效吗？

心理治疗中的认知行为疗法对创伤后应激障碍有效，包括暴露疗法、认知重建疗法及焦虑管理法等。认知理论认为，认知过程决定着行为的产生，同时行为的改变也可以影响认知的改变。认知和行为的这种相互作用关系在患者身上常常表现一种恶性循环，即错误的认知观念导致不适应的情绪和行为，而这些情绪和行为也反过来影响认知过程，给原来的认知观念提供证据，使之更为巩固和隐蔽，使问题越来越严重。因此，在认知治疗中，治疗者常常通过行为矫正技术来改变患者不合理的认知观念。这种技术不仅仅针对行为本身，而是时刻把它同患者的认知过程联系起来，并努力在两者之间建立一种良性循环的过程。

6 暴露疗法如何治疗创伤后应激障碍？

暴露方法包括系统脱敏，延时想象与视觉暴露治疗两种。系统脱敏技术是使用放松训练，通过由低至高不同等级的恐惧刺激进行想象暴露的方式对恐惧刺激进行脱敏。延时想象和视觉暴露治疗来自条件反射理论，在这里，恐惧被看成是一个包括刺激的表征、反应及其含义的认知结构。认为暴露矫正了错误的关联（去条件化）和评价。这种矫正过程的本质是情绪加工，需要通过恐惧刺激激活恐惧网络，这种方法通过暴露让病人认识到与他们的错误认识相反的想法。如，让病人意识到回忆创伤并非相当于再经历一遍这件事；在恐惧情境和记忆存在的情况下，焦虑并不会无限期保留，甚至会消失；经历创伤后应激障碍症状不会导致失去控制。一些对照研究表明，延时想象和视觉暴露治疗 PTSD 效果是可靠的。

7　何谓眼动脱敏和再加工技术？

眼动脱敏和再加工（EMDR）首先为治疗过程设立测量评定量表：主观干扰程度量表和有效认知量表，随后让病人集中精力于伤害事件的想象或记忆（包括有关的情感和认知），同时治疗者在病人视野内晃动手指并让病人用眼睛追踪这个手指，在每次想象告一段落后，病人指出他们的主观干扰程度水平和他们在积极认知中的信念程度。有一些研究发现，用 EMDR 治疗创伤后应激障碍，病人的症状得到了改善。

8　何谓焦虑管理法？

焦虑管理法（AMT）认为病理性焦虑源于应付技能缺乏。AMT 为病人提供对付焦虑的技术，包括：放松训练、积极的自我陈述、呼吸训练、生物反馈、社会技能训练。AMT旨在当焦虑发生时为病人提供应付焦虑的方法。最常用的焦虑管理法是应激预防训练。这种方法把一些教育性和技能性的方法结合起来，诸如放松、思维阻断法、改变认知的自我对话等。国外对焦虑管理法的研究目前限于性攻击受害者，得到了肯定的疗效。

9　何谓认知重建法？

认知重建法注重对病人的思维、推理和信念以及在认知中包含的态度等进行矫正。尽管各种认知重建法都关心病人的认知，但不同的认知治疗学派在治疗技术上各有差异。如，Ellis 的合理情绪疗法认为，病人的情绪障碍和不适应行为是由于存在不合理信念造成的，所以在治疗时通过与不合理信念辩论来重建信念系统，以改变症状。Beck 的认知治疗法通过矫正病人歪曲的思维模式来进行认知重建。

认知重建法被治疗者广泛接受与采纳，是一种可靠的治疗方法，对于 PTSD 的特殊人群具有很好的疗效。

10　创伤后应激障碍治疗中药物的作用如何？

在创伤后应激障碍治疗中，药物治疗处于辅助性的地位，主要用于减轻各种症状。各种类型的抗抑郁剂较为常用，除改善睡眠、抑郁焦虑症状外，抗抑郁剂还能减轻闯入性和回避症状。5-羟色胺再摄取抑制剂（SSRIs）对一般性创伤事件和急性应激障碍患者的回避与麻木效果较好，但对与战争相关的慢性创伤后应激障碍患者无效。尚无药物对创伤后应激障碍的各组症状都能产生满意疗效。根据患者的症状特点，还可以针对性地选用抗焦虑药、抗痉挛药物、锂盐等。除非患者有过度兴奋或暴力冲动行为，一般不主张使用抗精神病药物。

总之，创伤后应激障碍的首选治疗尚无一致的意见，比较肯定的是心理治疗合并药物治疗的效果更佳。

■■■ 第七章

睡眠障碍

人的一生，1/3 的时间在睡眠中度过。如果您的睡眠良好，也许对失眠不以为然；然而，一旦加入了失眠者的行列，您便会在夜深人静之时体会到那苦不堪言的滋味。据统计，世界上每 10 人中就有 1 人失眠，每 3 人中有 1 人偶尔失眠过，50 岁以上的人有 80％睡眠不香或睡眠很少，甚至连儿童也失眠。好的睡眠是每个人都希望拥有的。每一个高质量的睡眠都预示美好一天的开始。然而，失眠在现在社会已经变成了一句流行的口头禅。经常会听到伴随着痛苦的表情的言语"昨晚又没睡好"。的确，生活、就业、家庭等各方面的压力，嘈杂的环境都有可能让人失眠。

失眠是每个人都要面对的事，家庭有矛盾可能会让你失眠，近期的考试可能会让你失眠，睡前喝了杯咖啡也可能让你失眠。总之，一生不失眠几乎是不可能的。偶尔一次的失眠每个心理健康的人都能忍受。但当这种让人厌恶的事持续存在时人们就无法忍受了，这就是病态了。目前世界上约有 30％的人患有睡眠疾病。当然这里的睡眠疾病不仅指失眠症，还有其他睡眠问题，如梦魇、夜游等。但无论如何，失眠还是所有睡眠问题中最常见的一种。

那什么叫失眠呢？其实要给这个人们都很熟悉的词下个准确的定义还是有点难度的。现在最通行的失眠的定义就是指：人们对睡眠的质或量不满意。就这个定义本身看就带有明显的主观色彩，无论客观指标结果如何，只要人们对睡眠不满意就可以称失眠。在此要强调一下失眠不同于失眠症，这一点在本书中有详细介绍。

❶ 失眠是怎样发生的？

在人的神经系统中，大脑是最复杂的一个部分。将大脑比作人体的司令部的话，大脑皮层细胞则好比是司令员。大脑皮层细胞的活动十分复杂，虽然归结起来只有"兴奋"和"抑制"两种状态，但这两种状态的转换过程却极为复杂，因"兴奋"和"抑制"这两种作用在大脑皮层细胞里相互对抗、相互制约而又相互统一，在一定条件下又可以相互转化。它必须保持一定的平衡，人才能进行日常的活动和适应复杂的环境，才能使人维持觉醒或睡眠状态。如果这种平衡状态被打破，或其活动规律受到干扰，应该抑制时不能抑制，而仍然维持兴奋状态，这就引起失眠。

2 失眠有哪些危害?

长期失眠对人们的影响是很明显的。首先影响人的生理,如引起食欲下降、疲倦、性欲降低、夜尿增多、皮肤灰暗、易脱发,甚至可以降低人的免疫力,使人易发多种疾病。失眠在儿童可以引起生长激素分泌受阻,直接影响机体的生长发育。其次,它可以影响人的心理,如注意力、记忆力降低,使人情绪烦躁、易怒、冲动,甚至可以使人出现抑郁。当然失眠危害的不仅是自己,由于其所引起的生理、心理的问题,对人际关系、家庭、社会都是有害的。另外一个问题是失眠导致了镇静安眠药物的滥用,特别是对于那些性格不健全或长期大量服用此类药物的人,成瘾的风险更大。

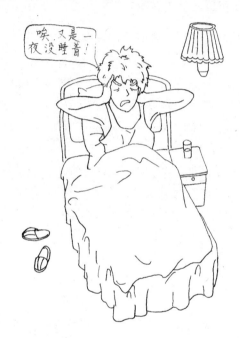

3 长期失眠会使人"发疯"吗?

长时间的睡眠不好,真的会使人"发疯"吗?回答很简单,单纯的失眠不会使人"发疯",这是可以肯定的。因为"发疯"是精神病,而失眠仅是一种睡眠障碍,两者性质完全不同。大多数精神病患者在早期可出现失眠,这是精神病的一种早期症状,是由于精神病造成的,而不是失眠造成了精神病,因此这种顾虑是完全不必要的。

有些人把睡眠问题看得过重,要求一天必须睡足几个小时,否则就认为是睡眠不足;有些人对睡眠本质不了解,认为长时间睡不好就会使人"发疯"。这些人一有入睡困难,或者有几天没有睡好,就会变得十分紧张,使大脑的警觉程度大大提高,这反而可能发展成真正的失眠症。

4 失眠与健忘之间的关系如何?

失眠病人常常诉说自己记忆力减退,做事丢三落四,常常忘记物品的存放地方,想不起来与自己很熟的人的名字,上课时老师讲的内容记不住,看完报纸后觉得脑袋里空空的,没什么印象。

失眠病人的健忘症状和痴呆病人的记忆障碍不同,主要是由于注意力不集中、精神疲乏、缺乏兴趣所致;而后者对识记的内容根本不能保存在大脑里,因而也无法再现。失眠引起的健忘是暂时性的,是完全可以恢复的。

5 抑郁和失眠:先有蛋还是先有鸡?

据调查,40%的失眠者都有确诊的精神疾病,如精神分裂症、抑郁症或焦虑症等;而90%的抑郁症患者都存在着失眠。抑郁症典型的睡眠障碍是早醒,也可表现为入睡困难或易醒、多梦等。此外,往往还表现出程度不同的情绪不佳,缺乏愉快感,对任何事都缺乏兴趣,丧失对生活、工作的热情和乐趣,或莫名感到精力不足,做事力不从心,觉得脑子变得迟钝,注意力难以集中等。病情严重时,对前途感到悲观、失望,觉得生无可恋,甚至产生自杀观念和行为。

很多人不愿承认自己是抑郁,其实抑郁和失眠两者是互相影响的。失眠往往是抑郁症患者最早的主诉,随着抗抑郁药的治疗,失眠可先行改善。同样对于曾患抑郁症的患者,再次出现失眠常常是抑郁症复发的早期警告。

6 测测失眠的你是否"抑郁"?

失眠的你,在连续两周的时间里,如果出现下列9个症状中的4个以上,应当考虑到医院就诊:

(1) 大部分时间心情抑郁,如自己感到伤心,或是旁人观察发觉(如暗暗流泪等)。注意:在儿童和青少年中,可表现为易激惹,而不是明显的心情抑郁。

(2) 大部分时间,对平时感兴趣的活动失去了兴趣。

(3) 体重显著减少或增加(变化超过正常体重的5%),食欲显著降低或增加。

(4) 失眠或者睡眠过多。

(5) 坐立不安或者不想动。

(6) 感到疲劳,缺乏精力。

(7) 感到自己没有价值,或者自罪自贬。

(8) 注意力和思考能力下降,做决定时犹豫不决。

(9) 常常想到死(不只是惧怕死亡),或者常常有自杀的念头但没有具体的计划,或者是有自杀的具体计划,甚至有自杀行为。

7 失眠患者一定要用药物治疗吗？

对失眠症的处理，首先要分清是原发性的还是继发性的，再决定其治疗方法。对于继发性失眠，是以处理引起失眠的基本疾病或情况为主，如饮咖啡、劳累以及环境变化等引起的失眠，应先针对病因加以处理或治疗；如抑郁症、焦虑症或精神分裂症引起的失眠，则应及早治疗抑郁症等原发病。一般来说，失眠的病因消除后，失眠就会不治而愈。

对原发性失眠者的治疗，最重要的就是鼓励病人调整睡眠习惯，恢复其正常的生物节律，再对患者做一些必要的解释。因为睡眠时间因人而异，并不是每个人都需要睡足 8 小时，这也不是睡眠充足与否的指标。患者了解到这些后，有人会认为自己的睡眠是足够的，根本不需任何药物治疗。因此，并非失眠患者都需要药物治疗。

8 如何正确认识安眠药的作用？

在多数情况下，失眠是偶然的、暂时的。例如某种原因造成的精神紧张，或考虑问题过多时，就有可能出现短时间的失眠。这不是失眠症，可以听其自然，除非精神刺激特别强烈，否则不必服安眠药。严格地说，安眠药只适用于急性心理应激和躯体疾病引起的暂时性失眠，或者用于重性精神病的睡眠障碍。对于通常的失眠症患者来说，安眠药是弊多利少。服药后虽然整夜入睡，但积极睡眠严重不足，因而早晨醒来仍然昏昏沉沉，好像没睡一样。这会使失眠症变得更加复杂。而且，长期使用安眠药会使机体产生耐药性，即药物的作用越来越低；同时扰乱了脑组织的正常物质代谢，以致产生药物依赖性，也即通常所说的药物成瘾。

9 长期服用安眠药的危害有哪些？

（1）宿醉：即服用安眠药后白天感到昏昏沉沉，头脑不清醒。

（2）依赖性或成瘾性：即离不开安眠药，将其视为必不可少的东西。例如，不服药不能睡觉；因缺药而高度紧张，全身难受，出现生理、情绪、行为以及认识能力方面的综合症状。

（3）戒断症状：突然停药出现的失眠、激越、坐卧不安、烦躁等症状。

（4）反应减慢。

（5）认知能力降低，老年人更加明显。

（6）呼吸抑制：呼吸功能不全及存在睡眠呼吸暂停的病人，即使小量的安眠药也可引起呼吸衰竭加重，甚至死亡。

（7）睡眠异常：安眠药引起的睡眠不同于正常睡眠。病人往往噩梦多、定时早醒、白天嗜睡，不利于体力和精力的恢复。

（8）神经精神症状：可有头痛、易激动、不愿交际、口中怪味、步履不稳和共济失调等神经精神症状。

（9）可致死亡：大量吞服可致死亡。

10 衡量睡眠质量好的标准是什么？

（1）入睡快，在 10～20 分钟左右入睡；

（2）睡眠深，呼吸深长不易惊醒；

（3）无起夜或很少起夜，无惊梦现象，醒后很快忘记梦境；

（4）起床快，早晨起床后精神好；

（5）白天头脑清晰、工作效率高，不困倦。

11 怎样培养良好的睡眠习惯？

（1）睡觉、起床时间要有规律，周末、休假时也不例外。

（2）卧室里不要放闹钟，闹钟的滴答声就是睡觉正常的人也会睡不好觉。

（3）选择适合自己的褥垫和保持适宜的室温也很重要。

（4）别躺在床上思考问题。

（5）避免在日间小睡。

（6）晚上不要喝咖啡、茶以及含酒精的饮料，也不要吸烟。

（7）适当的体育运动有助于睡眠。但是，失眠者应该注意的是，睡前两小时不要做剧烈运动。在下午和傍晚时分做些运动可能对睡眠有帮助。

（8）如果失眠影响你的日常生活，就要及早找医生诊治。

（9）服用安眠药应遵医嘱。在某些情况下，安眠药可能会暂时帮助患者入眠，但是长期服安眠药可能会导致上瘾。

健康小贴士

睡眠时人体会产生什么变化？

睡眠时精神活动并不停止，反映于脑电活动和做梦中。脑血流量亦无明显减少，在快速眼动睡眠中反有增加。睡眠对其他系统亦有影响：在非快速眼动睡眠期时会出现心率、血压降低，呼吸加深，变慢，瞳孔缩小，胃液分泌增加。在快速眼动睡眠期时则会出现血压升高，心律、呼吸不匀，瞳孔扩大，外阴充血。关于睡眠如何赋予脑部休息，尚无深入的认识，仅能以反面引证，即长期缺觉可以引致烦躁、抑郁等情绪变化，还会使人体免疫力下降，抗病和康复能力低下，容易感冒，并加重其他疾病或诱发原有疾病的发作，如心血管、脑血管、高血压等猝不及防的疾病发生。

---

12 何谓快动眼睡眠？何谓慢动眼睡眠？

在谈到睡眠时，我们经常会提到非快速动眼睡眠期（NREM）和快速动眼睡眠期（REM）这两个术语，那么具体是怎么区分这两期的呢？这两期有什么区别呢？

慢动眼睡眠：又称慢波睡眠，表现为呼吸平稳、低体温、低血压、全身肌肉松弛、无明显眼球运动。

快动眼睡眠：又称快波睡眠，表现为呼吸深浅不规则、体温调节功能丧失、血压波动、肌肉完全松弛、眼球运动、瞳孔时大时小、阴茎或阴蒂勃起。

13 我们晚上的睡眠分哪几个阶段？

研究表明，我们的睡眠 90～100 分钟为一个周期。当我们睡眠时，通常都会经历第一、第二、第三和第四睡眠阶段。在进入夜间第一个快速动眼睡眠之前又返回到第二阶段。第二个循环以第一个快速动眼睡眠开始，然后进入非快速动眼睡眠的四个阶段，直到第二个快速动眼睡眠的开始。第一周期持续约 90 分钟，从一个快速动眼睡眠终止开始到下一个快速动眼睡眠开始，除了第一个周期外，每一个周期都包括了快速动眼睡眠和非快速动眼睡眠。在前半夜以深睡眠（第三、第四阶段）为主。在后半夜快速动眼睡眠时间更多些。快速动眼睡眠大约每 90 分钟出现一次，且所占的比例逐渐增加，再首次出现后通常持续约 10 分钟，此后逐渐增加，在临近早晨的几个小时可以持续 30 分钟。

14 是什么让我们产生睡意？

所有人都有自己的内在生物钟，起到调节体温、活动水平、身体组织更新等作用。这个内在钟指的是一种"昼夜节律"，一般需要约 24 小时完成，因此，每 24 小时体温各达一次最高和最低。体温的升降导致清醒和睡意感。人们在体温最高的下午感到最清醒，体温下降的傍晚开始出现睡意。通过控制体温和昼夜节律而影响我们有无睡意。

对于大多数人，计时器足以保证昼夜节律，使人们在正常 24 小时时间框架内运作。然而，在某些情况下这个节律会改变。如果体温在傍晚才达到最高，人们就难以入睡直至次日清晨。导致这种变化的情况之一是需要晚上保持清醒的倒班工作。尽管开始时晚上很难保持清醒，但一段时间后昼夜节律会转为与新系统一致。这样就会在晚上清醒，白天睡意蒙眬。昼夜节律的变化也可由白天打盹所致。

15 8 小时睡眠是必要的吗？

尽管人类离不开睡眠，但每天必须睡足 8 小时是没有科学依据的。评价睡眠质量好坏的标准，不是睡眠时间的长短，而在于看第二天的精神状态，只要第二天感觉精力充沛，没有觉得不舒服，这就表明睡眠质量高，是健康的睡眠。

睡眠是人的生理需要。通常儿童比成人所需睡眠时间多，而具体到每个人则由遗传决定。人体正常的睡眠时间为 6～10 小时，成年人平均每晚睡 7.5 小时。每百人中约有 1～2 人每晚只需睡 5 小时，其他少数人则需睡 10 小时。

研究表明,睡眠质量的好坏主要取决于第三、四期深睡眠的多少。如果您的第三、四期睡眠很短,即使睡十几个小时,也会感到疲乏无力;如果第三、四期深睡眠时间很长,即使只睡四五个小时也会感到精力充沛。所以说,睡眠重在质量而不是时间长短。

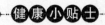

健康小贴士
历史上著名的短睡眠者

习惯上将每天睡3～5个小时称为短睡眠。睡眠时间短,则睡眠加深。深睡眠时,脑可以充分休息,生长激素分泌增多,生长发育加快,疲劳恢复效果最好。

历史上名人如拿破仑、丘吉尔、爱迪生、周恩来等都是短睡者。澳大利亚有两位有成就的实业家,一位叫约翰恩,另一位叫奥斯瓦尔德,他们每晚只睡3个小时,照样精力充沛地工作。

16 睡眠时间会随着年龄的变化而变化吗?

睡眠时间会随着年龄的增加发生明显的变化。婴儿的一天基本都是在睡眠中度过的,而睡眠中大部分时间是快速动眼睡眠。随着大脑和神经系统的逐渐减少,快速动眼睡眠的量也逐渐减少。儿童期是一生中非快速动眼睡眠量最多的阶段,这也是最容易睡熟的年龄段。睡眠中生长激素大量分泌,促进人的生长发育。到了青春期,深度非快速动眼睡眠按睡眠周期定时出现,睡眠的数量减少了,但是睡眠的质量却很高。随后的数十年中,睡眠的时间维持在 7.5 小时。进入中老年后,睡眠的质量明显下降。老年人的睡眠质量比年轻时差很多,总是睡不熟,夜里也会经常醒来,研究发生,70 岁的老年人比 20 岁的年轻人夜里醒来的次数多 6.5 倍。

新生儿(0～6 个月):平均每天睡 16 小时;婴儿期(出生后 7 个月后至 2 岁):平均每天睡 13～15 小时;儿童期(2～12 岁):平均每天睡 10～12 小时;青春期(12～18 岁):平均每天睡 9～10 小时;成年期(19～59 岁):平均每天睡 7～8 小时;老年期(60 岁以后):平均每天睡 5～7 小时。

17 睡眠的时候大脑是不是处于休息状态?

不少人认为,我们睡着的时候,大脑也悄无声息了。其实不然,在我们睡着的时候,大脑依旧是在工作着的,它发出各种指令,调度着人体各个系统的工作。同时,大脑还思考着各种各样的问题。如果睡眠有中断,那么睡眠的作用将大打折扣,这必将会影响到我们第二天的学习和工作。简而言之,睡眠就是效率。

18 哪些习惯可使我们更好入睡?

我们一生中有 1/3 的时间在睡觉。我们怎样做才可以很好的入睡呢?抚眼、刷牙、洗脸、梳头、散步、喝牛奶、睡前开窗透气、洗脚、伸懒腰、睡前关电视、香熏等,都可以帮助我们很好入睡。

19 我们每个人都做梦吗？

人每晚有 1/4 的时间在梦的世界中度过,意味着按平均寿命计算,一生中我们大约有 6 年的时间在做梦。然而,当今与古代一样,梦仍然是一个谜。实验研究表明每个人都做梦。有些人说他们不做梦,但科学家已经证实这些不做梦者只是很快忘记了他们的梦或者认为他们只是在睡眠中思考。

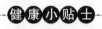

梦多会伤脑子吗?

有的人经常睡不好的原因是梦多。他们担心睡觉多梦会伤脑子,希望能少做梦。睡觉时做梦是一种生理现象,正常人每夜可做 4~6 次梦,总共加起来也不过两小时,既不会伤脑子,也不影响健康。

至于有些人总感到整夜都是在做梦,这与个人的性格、情绪、社会阅历经验和文化背景等有关。如性格内向的人,对自身的感受很在意,睡眠较浅表,易惊醒并能清楚地记得梦境;情绪抑郁者常因睡不安稳从梦中醒来,自感梦多;患有神经症的人,认为做梦对健康有影响,使精神过度紧张而导致植物神经功能紊乱,更易从睡梦中惊醒,感到梦多。所以,要正确对待做梦,从心理来进行调整,也可在医生指导下服用镇静药,使大脑神经兴奋与抑制这一生物节律变得平衡和谐,消除多梦,睡得香甜。

20 梦是如何产生的?

"日有所思,夜有所梦",这是我国古代对梦的最朴素的唯物主义的解释。现代心理分析之父弗洛伊德的名著《梦的解析》则认为梦是潜意识的表现,并最终归结于性本能。随着科学的发展,人们对梦有了越来越深入的了解。可以简单地说,梦是人在睡眠时由于局部的大脑组织尚未完全停止兴奋活动,从而引起的表象活动。梦实际上就是环境中的一些刺激留在人的大脑皮层细胞中的一些"痕迹"的活动。事实上,"痕迹"在白天的活动是十分活跃的。睡眠中,留在大脑皮层细胞里的"痕迹"活动起来就构成各种各样的梦境,这就是梦的本质。

21 说梦话是病吗?

提起"说梦话",男女老少无人不晓,但若询问:人为什么说梦话呢? 说梦话是病吗? 说梦话需要治疗吗? 可能大多数人就答不上来了。

在睡眠医学中,说梦话被称为"梦语症",它是指在睡眠中讲话或发出声音,清醒后本人不能够回忆的现象。这是因为睡眠中语言运动中枢单独兴奋所产生,多发生于 NREM 睡眠期。它可见于任何年龄和任何性别的人群,但女性比男性稍多见,主要表现为在睡眠中无意识的讲话、唱歌、哭笑或发出嘟囔声。

梦语症一般预后良好，无需特别治疗，但若为某些心理、躯体疾病的一种反应或与其他睡眠疾病合并出现，则应进行治疗。因此，如果你经常说梦话，最好去医院让医生帮助鉴别一下，以明确是否需要接受治疗。

22 我们做的梦是否预示着什么?

从古到今，我们都将梦境与我们的现实生活联系起来，认为梦境可以预示着什么。有关解梦的书到现在都还很畅销。我们知道阐释梦的内涵带有一定的主观性，但是当你开始去探究梦时，你会发现与你生活或情感状态相关的事情或形象反复出现。比如：梦见摔倒、溺水或被人追逐，却一动不动地站在原地，是焦虑的表现；梦见在做一件永远做不完的工作，表明你太劳累了；梦见在雾中、迷宫中或错综复杂的街道中迷路，表明你迷失了人生方向；梦见你对周围的人施加暴力，表明压抑着愤怒的情感；梦见比赛获胜、跨越障碍墙、获奖或是打架获胜，表明你有信心去克服你和成功之间的任何困难。梦见性也是很正常的，尤其是在青春期。

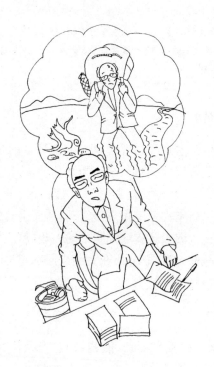

23 失眠和失眠症是一回事吗?

失眠通常是指因各种原因引起的睡眠不足、睡眠的质量和时间不能满足正常睡眠和机体的生理需求，并在白天产生一系列不良影响的短期症状。很多人都有失眠表现，对于这种一过性、短暂、可逆的表现不能称作为疾病，而只能作为一种症状。

失眠症是一种持续相当长时间的睡眠的质或量令人不满意的状况。通常失眠每周 3 次,持续 1 个月以上才可考虑失眠症。

从两者概念上看最大的区别就是时间上的问题。失眠一般时间短暂,而失眠症通常漫长。二者还有以下区别:

① 失眠多是继发现象,失眠症多是原发现象。

② 在去除失眠的因素和疾病之后,失眠就可以缓解或消失,而失眠症通常缓解不明显。

24 失眠有哪些表现?

失眠的表现主要有以下几种:

① 入睡困难:指从上床开始睡觉到入睡时间大于 30 分钟;

② 易醒:指睡眠觉醒次数太多或时间太长;

③ 睡眠浅:指睡眠深度不足;

④ 早醒,醒后无法再入睡:睡眠醒来时比平时早 60 分钟以上;

⑤ 睡眠不足:指成人睡眠不足 6 小时;

⑥ 睡眠结构失调:指快动眼睡眠/慢动眼睡眠小于 3 和(或)比例失调;

⑦ 频频从噩梦中惊醒,自感整夜都在做噩梦;

⑧ 睡过之后精力没有恢复。

25 失眠症的诊断标准是什么?

中国精神疾病诊断分类第 3 版(CCMD-3):失眠症是一种以失眠为主的睡眠质量不满意状态,其他症状均继发于失眠,包括难以入睡、睡眠浅、易醒多梦、早醒、醒后不易再睡、不适感、疲乏或白天困倦。失眠可引起焦虑、抑郁或恐惧心理,并导致精神活动效率下降,妨碍社会功能。

症状标准:① 几乎以失眠为唯一的症状,包括难以入睡,睡眠不深,多梦,早醒,或醒后不易再睡,醒后不适感、疲乏或白天困倦等。② 具有失眠和极度关注失眠结果的优势观念。

严重标准:对睡眠数量、质量的不满引起明显的苦恼后社会功能受损。病程标准:至少每周发生 3 次,并至少已 1 个月。

排除标准:排除躯体疾病或精神障碍症状导致的继发性失眠。

26 诊断失眠症有什么特异性的检查吗?

目前的特异性检查主要有多导睡眠图、多次睡眠潜伏期试验、体动记录仪等,尤其是在需与如睡眠呼吸暂停综合征、神经肌肉疾病、睡眠倒错、猝倒症、不宁腿综合征以及与睡眠有关的癫痫病等疾病鉴别时,多导睡眠图十分重要。多次睡眠潜伏期试验则是利用多导睡眠仪来检查患者的入睡情况,观察入睡时的睡眠时相是否正常,如果病人刚一入睡就进入快速眼动相睡眠(REM),而且反复多次都一样,再结合临床表现则可诊断为发作性睡病。而体动记录仪是用来检查患者在睡眠中肢体的活动,如有些病人在睡眠中出现周期性腿部活动,则是诊断周期性腿动的有力证据。

27 失眠分成几类?

失眠根据分类方法的不同有不同的分类:

第一,按失眠的原因分:① 原发性失眠;② 继发性失眠。

第二,按程度分:

① 轻度失眠:主要以多梦、易醒的浅睡眠为主。

② 中度失眠:主要是睡眠时间的明显不足。

③ 重度失眠:多见于老年人,失眠时间 6 个月以上。

第三,按失眠的长短分:

① 一过性失眠:即偶尔失眠,多由环境因素引起。

② 短期失眠:指在数周或数月内反复发生的失眠,多由精神症状引起。

③ 慢性失眠:指 6 个月以上的经常性失眠。

28 内源性失眠包括哪些类型?

内源性失眠包括:① 心理生理性失眠;② 主观性失眠;③ 特发性失眠。

心理生理性失眠是指由于患者过分关注自己的睡眠而引起的失眠。这种失眠多见于中年女性,临床比较多见。

主观性失眠是指患者主观感觉失眠,白天过度睡眠,但并无失眠的客观依据(客观睡眠由多导睡眠图监测)。女性常见。如果发病后未经有效治疗,可出现焦虑和抑郁症状。如果存在睡眠卫生不良、应激性刺激与服药等因素,可以使临床症状复杂化。

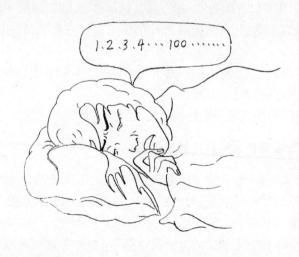

特发性失眠的患者总的来说是由于睡眠紊乱导致的,起病于儿童早期,是由于负责睡眠-觉醒周期的神经递质缺乏所致。潜在的中枢神经系统异常也可引起注意力、运动过度或朗读困难方面的递质损害。该病因与遗传有关。病程常为终生性。

29 为什么心理因素与失眠有关?

据估计,有心理问题如焦虑和压抑的人当中有 85%～90% 的人存在睡眠问题。焦虑可导致精神紧张,产生不利于睡眠的状态。焦虑常由于考试、面试或其他压力性事件引起的暂时性问题所致,当问题过去后,焦虑的症状就会缓解,失眠也随之消失。

睡眠差也是抑郁症的一种典型症状。抑郁状态干扰了人体的生物钟,从而干扰睡眠。抑郁症患者一般夜间大部分的时间都醒着,只能白天睡觉,但是大部分快速动眼睡眠在夜间很早的时候发生,而大部分深睡眠在深夜发生。用抑郁药物可以很好地调整睡眠的模式,所以我们一定要遵循一个固有的睡眠模式,让自己夜间睡觉、白天醒着。

30 哪些生活习惯与失眠有关?

大家都知道睡前的吸烟、喝酒或睡前看书都会影响睡眠。有些人在睡前有些固定的活动如睡前的刷牙、洗脸、洗脚或运动。如果这些活动因为某种特殊原因中断了,就会影响到我们的睡眠。有的人认为睡前饮酒可以加速睡觉,其实不然,习惯了,酒量就会慢慢增加。研究表明,饮酒后入睡的人在夜间醒来的次数增加,睡眠质量反而变差。

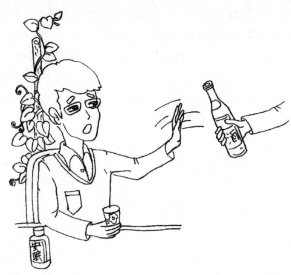

31 为什么女性的失眠次数要多于男性?

女性失眠的次数是男性的 2 倍多。失眠是经前期紧张综合征女性抱怨最多的问题,同样也是女性经绝后最烦恼的问题。

女性一般在 45～55 岁之间处于更年期阶段。此时,月经周期紊乱,月经稀少至闭经,内分泌功能失调,自主神经功能紊乱。除躯体症状外,还伴有烦躁易怒和失眠等症状。这是由于更年期女性卵巢雌激素分泌逐渐减少而垂体促性腺激素增多,造成神经内分泌紊乱,下丘脑—垂体—卵巢轴反馈系统失调,神经系统功能紊乱,再加上心理因素和社会因素等诱因,使患者产生更年期抑郁症和焦虑症等,这些精神神经系统方面的异常是产生失眠的主要因素。

32 失眠的一般治疗有哪些原则?

失眠有很多的种类,不同类型的失眠其治疗的方案也不同,所以在治疗前首先要确认失眠类型,对于大多数生理性失眠,一般不用治疗。如果是病理性失眠,应先确定失眠的病因,对因治疗,往往疾病治好了,失眠症状就随之消失,对于抑郁症患者,如果单纯使用催眠药是不会取得好的效果,反而可能导致催眠药的滥用,只有使用抗抑郁药进行治疗,当抑郁症状消失的时候,失眠的症状也就随之好转。

在服用催眠药物之前先采用非药物治疗,若是非药物治疗无效,再考虑药物治疗。药物治疗一定要考虑药物之间的相互作用,避免出现严重的不良反应。用药的同时还必须考虑成瘾性的问题,在症状改善后,尽可能减量继而改用非药物治疗。

33 失眠时药物的选择有哪些原则?

目前失眠药物的种类很多,不同的药物其特性也稍有不同,所以对于失眠的治疗,要根据不同的失眠情况来选择不同的药物。一般来说对于那些以入睡困难为主的患者,应该选择短效的药物;对于那些眠浅易醒的患者,可以使用中效的催眠药;对于表现为早醒的患者,考虑选择长效的药物治疗;对于伴有其他精神疾病的失眠患者,应该以治疗原发的精神疾病为主,比如对于抑郁症患者的失眠,应该首先进行抗抑郁治疗。

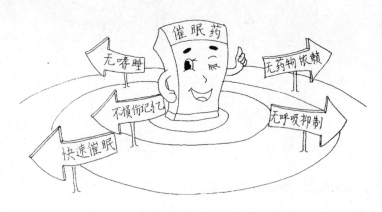

34 对于催眠药,有哪些不当认知?

一种错误是滥用催眠药,一出现失眠,就服催眠药,而不分析引起失眠的原因。针对失眠的原因采取适当的有效措施,就能自然纠正。只有一部分真正的失眠者,才需要服用催眠药。尤其是患有精神疾病的,要使用专门的治疗方法,而不能单纯地治疗失眠。

另一种错误是对催眠药抱着过分恐惧的态度,一服用催眠药就怕上瘾,因此,服服停停,结果使失眠长期不愈。其实,现在市面上常用的催眠药已经经过严格的优胜劣汰,一些不良反应大、成瘾性大的催眠药已经基本不用或少用了。虽然这类药物严格地说都可能有成瘾性倾向,但实际上发生的仅是极少数,而且不严重,在临床使用上,医生也会有所把握,因此这种恐惧心理是不必要的。

35 催眠药是危险的药物吗?

人们常把催眠药视为毒蛇猛兽,以为一旦用上就会成瘾、会引起痴呆等,因此非常排斥。当医生认为需要处方这类药物时,病人不是拒服就是睡好一两天就自行停药,结果失眠持续下去变为慢性。

事实上现在使用的催眠药与以前用的催眠药不同,正确使用的话是没有危险的。"催眠药一旦使用就无法脱离了","服用催眠药对身体有严重危害","长时间使用催眠药会引起痴呆"等担心都是没有根据的,只要遵守医嘱,是可以安心服用的。

36 如何停用催眠药?

首先要强调,停用催眠药必须在医生指导下进行,因为如果停药的方法不当,可能导致严重的反跳性失眠和停药综合征。

一般采用下面几种方法:

① 渐减法:这一方法一般用来停用超短效或短效类催眠药。以药量逐渐减少,以每2~4周减少1/4的药量为速度缓慢减量直至停药。如果在减量后又引起失眠,则恢复到减量前的剂量,待病情稳定后再逐渐减量。

② 隔日法:对于中、长效的催眠药可采用这种方法来缓慢停用。具体的方法是服药与不服药的日子间隔,并逐渐增加停药的时间,使停药的间隔逐渐延长直至停用。

③ 联合法:在具体停药时不会拘泥于某种方法,往往将渐减法和隔日法联合使用。首先使用渐减法将药量逐渐减少到一定的剂量,而后再使用隔日法来达到最终停药。

37 **在什么情况下才能停用催眠药？**

由于公众对催眠药的恐惧感，导致许多患者经常过早停药，而使失眠症状反反复复，最终使得失眠症状慢性化。那么对于在服药后，失眠症状消失的患者，在什么情况下才能停药呢？

首先，只有在引起患者失眠的原因消失后才能考虑停药。其次，只有在患者对于失眠的恐惧感消失后才能考虑停药。

总之，经催眠药治疗失眠症状完全消失后，只有在去除了导致失眠的原因和改善了患者对睡眠的认知后，才能在医生指导下逐渐停药。

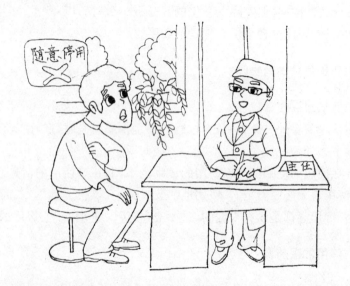

38 **苯二氮䓬类药物治疗失眠症有哪些注意事项？**

苯二氮䓬类催眠药可能增加呼吸暂停频率，特别是慢性气管炎患者，明智的办法是睡眠呼吸暂停患者最好不用苯二氮䓬类催眠药。

使用苯二氮䓬类催眠药时应注意患者躯体情况，特别注意治疗中的不良反应，如宿醉、戒断反应、行为失控、记忆障碍，特别是高剂量时容易导致交通事故等。应用时间不宜过长（不超过 3～6 个月）。

要严格掌握用药指征，以免产生对药物的依赖，尤其是对青少年患者。

总之，药物治疗失眠有四个原则：① 使用最低有效剂量；② 间断给药（如每周 2～4 次）；③ 短期服药；④ 逐渐停药，特别是半衰期较短的药物，停药更要缓慢，并要因人而异，注意停药后的失眠反弹，减药要慢。

39 苯二氮䓬类催眠药有哪些停药反应？

停用苯二氮䓬类药物（硝西泮、艾司唑仑、氟西泮、氟硝西泮等）时，如果方法不当，经常会出现停药综合征，主要表现为反跳性失眠、焦虑激越加重、肌肉抽搐、震颤、头痛、恶心、多汗、视力模糊，以上症状一般在停药1～7天出现，然后逐步减轻。

停药反应的产生和严重程度主要与用药时间的长短、停药的速度及药物半衰期有关。连续用药时间越长的病人突然停药会产生停药综合征的比例越高。另外突然停药因血药浓度下降过快而易出现停药反应。半衰期短的苯二氮䓬类药物较易出现停药反应。

为预防苯二氮䓬类药物可能出现的停药反应，在使用上应该注意以下几点：① 短期间断给药；② 缓慢停药；③ 对于半衰期短的药物在停用前先用半衰期长的药物替代，然后再缓慢停用。

40 催眠药的耐受性是怎么回事？

所谓耐受性，就是由于连续用药致使迄今所用的剂量已不能取得充分的效果，而出现需要增加服用药量的状态。

一般认为，巴比妥类催眠药容易产生耐受性，而苯二氮䓬类则不容易产生耐受性。大体可以推测认为，酒精的耐受性正好相当于此二者之间。即可以说，最新的催眠药比酒精更不容易出现耐受性。

另外，每个人对药物的反应是有差异的。多数的药物都在肝脏经过处理，但其处理的能力在每个人却有很大差异。体内的代谢酶较多的人虽然也是服用同样剂量的药，但很快即可失去药效。

41 哪些人应该慎用催眠药？

一般认为下列人群在使用催眠药时需要谨慎：儿童、孕妇、呼吸功能障碍者、重症肌无力、饮酒前后、睡眠期间需要被唤醒而要保持警觉状态进行工作的人员。

健康小贴士

美国药物食品管理局（FDA）将孕妇对药物的副反应分档

A档（孕 A）：经过对照研究在头三个月未能发现问题。

B档（孕 B）：动物试验未发现问题，但尚缺乏人体研究数据；或动物试验虽然有阳性发现，但人体研究未发现对胎儿的不良作用。

C档（孕 C）：对动物有致畸作用，但尚缺乏充分的人体研究，或对人及动物缺乏足够的研究数据。

D档（孕 D）：对胎儿肯定不利，但对孕妇的某些危急情况必须使用。

X档（孕 X）：在动物及人体研究中均证实对母体和胎儿不利或弊大于利。

42 什么情况下可以更换催眠药?

对于那些需要长期服用催眠药来治疗的患者,可能经常会遇到这样的问题:在服用较长时间后,原来的催眠药的疗效会下降,以致需要增加药物剂量或考虑换用其他的催眠药。那么有哪些是换药的指征呢?

一般认为,如果出现以下情况,可以考虑换药:① 原来的药物在推荐的治疗剂量内无效;② 对原来的药物产生了耐受性;③ 不良反应严重;④ 与治疗其他疾病的药物有相互作用;⑤ 原来的药物已经长期大量使用(>6个月)。

介绍一种镇静催眠药——右佐匹克隆(伊坦宁)

右佐匹克隆主要用于治疗失眠,成年人推荐起始剂量为入睡前2 mg,由于3 mg可以更有效地延长睡眠时间,可根据临床需要起始剂量为2 mg或增加到3 mg。主诉入睡困难的老年患者推荐起始剂量为睡前1 mg,必要时可增加到2 mg。有睡眠维持障碍的老年患者推荐剂量为入睡前2 mg。如高脂肪饮食后立刻服用右佐匹克隆有可能会引起药物吸收缓慢,导致右佐匹克隆对睡眠潜伏期的作用降低。特殊人群:严重肝脏损伤患者应慎重使用本品,初始剂量为1 mg。合用CYP抑制剂:与CYP3A4强抑制剂合用,本品初始剂量不应大于1 mg,必要时可增加至2 mg。最常见的不良反应为口干、眩晕、味觉异常。

---

43 催眠药可以和酒类一起服用吗?

虽然酒精对入睡作用较好,但摄入几小时后会使失眠变浅而导致中途觉醒,降低睡眠的质量。另外,长期饮酒后,酒精的催眠作用会减弱导致饮酒量的不断增加,所以通过酒精来改善睡眠是一种得不偿失的手段。

酒精和催眠药并用是禁忌的,因为这两种物质并用,会彼此加强对方的作用,即酒精这方面会出现醉酒酩酊状态;而催眠药方面,酒精会增强药物的副作用,使原来安全的药物出现严重的甚至危及生命的不良反应。同时这两种物质合用会加重记忆障碍。还有,酒精和催眠药合用可能会出现"矛盾反应",即出现与我们想获得的效果截然相反的作用,如患者出现异常的不安及兴奋躁动,甚至出现精神错乱状态。

44 催眠药有哪些不恰当的使用?

催眠药的不适当使用:① 服用时间不适当。用于睡眠的药,一般最宜在睡前30分钟服用。② 选择药物不合适。通常使用的催眠药是安定类药物,这类药在药物学上称为"抗焦虑药"。除了利于睡眠作用外,还有治疗焦虑的效果,当人处于安静状态时会有睡意,但当进行活动时,仍可保持清醒状态,所以不同于传统的催眠药。对于入睡困难的人来说,要选用短效类药,而对于早醒的人来说,要选用长效类药。短效类有三唑仑;长效类有氟西泮、地西泮、氯硝西泮;中效类有艾司唑仑、阿普唑仑。③ 不正确减量法。如果失眠情况好转可逐渐减药,但不可一下子停药,否则,影响效果巩固,甚至会出现反跳现象。

45 **褪黑素能替代催眠药吗?**

褪黑素是哺乳动物和人类松果体分泌产生的一种吲哚类激素,具有多种生理活性。在褪黑素诸多功能中,其诱导自然生理睡眠,矫正紊乱的睡眠—觉醒的作用以及季节性行为尤为引人注目。

褪黑素在外界光线明亮时不分泌,而在夜晚大量分泌,对调节睡眠的昼夜节律起着重要作用。研究发现,随着年龄的增长,褪黑素在夜间的分泌量下降,这被认为与老年人失眠有一定的关系。因此,褪黑素被应用在治疗老年人的失眠上,并取得了一定的效果。但是由于褪黑素对性激素的分泌也有影响,长期大量服用会影响到人的正常的生理功能,所以目前褪黑素还没有被正式批准在临床上使用。

46 **什么是失眠的行为干预疗法?**

非药物治疗适用于各种类型的失眠症,包括各种行为干预疗法。如睡眠卫生教育:指导患者改变不良的睡眠环境,养成良好的睡眠习惯与规律,避免睡前吸烟、饮酒、茶、咖啡等及兴奋性活动,日间进行适度的体育锻炼有助于加深睡眠。刺激控制训练:只在有睡意时上床;若在 20 分钟还未入睡,应离开卧室,有睡意时再回到在床上;不在床上进行非睡眠活动,如看电视、工作、阅读等;每日清晨应定时起床,以此可稳定睡眠—觉醒节律,提高睡眠效率。睡眠约束:通过减少花在床上的非睡眠时间,促进形成规律性睡眠时间,以达到巩固睡眠的目的。

47 **科学睡眠要注意什么?**

(1) 作息有规律。定时休息,准时上床、起床。

(2) 要有一个好的睡眠环境。即卧室安静,光线和温度适当,床铺舒适、干净,柔软度适中。

(3) 不要"赖床"。要记住,不要在床上做任何与睡眠无关的事情。

(4) 运动。不要在傍晚以后运动,尤其是在睡眠前 2 小时,否则会影响到睡眠。

(5) 注意饮食。不要在傍晚以后喝酒、咖啡、茶及抽烟。睡前不要吃得过饱,但睡前喝一杯热牛奶能够帮助睡眠。

(6) 如果上床后 20 分钟不能入睡,可以起来做一些单调无味的事情,等有睡意时再上床睡觉。

(7) 如果存在失眠,尽可能不要午睡,尽量减少卧床的时间,白天运动,夜晚按摩,睡前冲温水澡,以增强晚间的睡眠欲望。

(8) 不要想着事情上床睡觉。

83

48 如何对失眠者进行认知治疗？

认知疗法治疗失眠就是纠正患者对失眠不正确的看法，使其有正确的认知，恢复正常的情绪，有合理的行为，从而消除或减轻失眠。一般来说，治疗失眠的认知疗法过程如下：

（1）向患者介绍一些睡眠基本知识，养成良好的睡眠习惯。

（2）介绍引起失眠的原因及预防。

（3）正确对待已出现的失眠，短时间失眠对人体危害不大，也能很快治好。

（4）睡眠时间多少、质量高低取决于醒后头脑是否清醒，精力是否充沛。

（5）失眠治疗不要一开始就用安眠药，应尽量先用其他非药物的方法。

（6）失眠并不可怕，是可以治疗的，有正确的心态，良好的睡眠就会自然到来。

49 如何用森田疗法治疗失眠？

患失眠症的人往往都有这样的体会，即越是努力想睡越是精神紧张，有的还试用各种办法企图解决，反而使精神活动更加活跃，更难入睡。其中住院式森田疗法的第一期静卧期就是治疗失眠症的最佳治疗方法。具体方法是：在静卧中如果感到要睡觉，不必选择时间，随时都可任意地躺在床上；如果睡不着，连续1周不睡也没什么妨碍；千万不要自己想办法勉强去睡觉。这样会很快使患者消除对不眠的恐惧，经过3～7天的时间就基本解决失眠的痛苦，而且也不会出现白天睡觉，夜间不眠的现象。这便是他"顺其自然"的道理。

50 什么是睡眠刺激控制疗法？

刺激控制疗法的目的在于使失眠者不要将床或者卧室与失眠的条件建立联系，而是与睡眠建立关系，并使机体形成正常的睡眠—觉醒节律。其具体做法是：

（1）除了睡觉以外，其他时间不要待在床上或卧室里。

（2）躺在床上20分钟后如果仍睡不着，必须起床离开房间，去做些温和的事，只在真正有了睡意时才上床。

（3）整夜之中，只要中途醒了而又不能迅速再入睡，都应按上条的方法办。

（4）每天早晨坚持在同一时刻醒来并起床，而不管晚上睡得如何。

（5）白天决不上床睡觉。

要特别注意的是，睡不着离开房间所进行的活动，要温和、平静、少刺激，灯光应尽量暗一些，不要抽烟、吃东西或做体操。

这种行为疗法对心因性失眠者疗效较好。

51 什么是睡眠限制治疗?

睡眠限制治疗法主要用于睡眠易醒的严重慢性失眠者,是通过减少花在床上的非睡眠时间来提高睡眠效率。限制睡眠效率差的人卧床时间,可能会提高睡眠效率。其具体做法是:

$$睡眠效率=\frac{实际睡眠时间(即总的睡眠时间)}{总就寝时间(卧床至起床的总时间)}\times100\%$$

(1)先做一周的睡眠日记,包括几点上床、几点睡着、几点醒等。

(2)根据日记计算出该周每晚平均的睡眠时间和睡眠效率。

(3)以上周平均每晚睡眠时间作为本周可躺在床上的时间,但要固定起床时间。

(4)如果本周平均睡眠效率达到90%以上,则下周可提早15～30分钟上床;如果睡眠效率在80%～90%间,则维持原来时间;如睡眠效率低于80%,则推迟15～30分钟。

(5)根据上述原则,通过周期性调整卧床时间,直至达到足够的睡眠时间。

必须注意的是,每天都必须同一时间起床,而且不要在白天打盹。

52 睡眠剥夺疗法如何治疗失眠?

睡眠剥夺疗法又称为"觉醒疗法",它对无严重基础疾病的失眠症也可取得良好的疗效。具体的方法是:让病人当日白天经常活动,保持觉醒状态,晚上通宵不眠,次日白天仍然保持觉醒,不午休,直至下午或晚上就寝为止,为一次治疗。每周剥夺一次或两次整夜睡眠,中间可间隔2～3天,症状改善后可逐渐延长间隔时间,一个疗程8～10次。

本疗法的优点在于:① 能快速消除失眠症状;② 危险性小;③ 可以帮助失眠患者建立起不睡也不要紧的自信;④ 对抑郁症患者的失眠也有效。

使用此法需要注意下面几点:① 对于老年人应该慎用;② 对有心脏并等严重躯体疾病患者不应该使用本法;③ 在治疗后,如果失眠反而家中,应该立刻停止治疗并咨询医生。

53 如果进行自律训练来改善睡眠?

放松的基本姿势:坐在椅子上、或者采仰躺的姿势休息,并且保持这种基本姿势进行以下的运动。

步骤一:想象"右手很沉重",反复做1分钟:保持这种基本姿势进以下的运动。

步骤二:右手握拳,用力地伸展3次:过了1分钟之后,右手握拳,用力地伸展手臂3次。就算之前你没有产生"沉重"感,也要在1分钟之后做这个动作。

步骤三:深呼吸:做完右手臂的伸展运动之后再进行深呼吸。手臂的伸展和深呼吸可以帮助自律神经所引起的生理变化回归到原点。

步骤四:睁开眼睛:做完所有的动作后就睁开眼睛。每天早、中、晚各重复练习这些动作1次。待可以意识到右手臂的沉重感后就换左手进行。等左手也有同样有感觉时,就用双手进行这些动作,然后延伸到右脚、左脚、双脚。

完成了一到四的步骤之后,你就可以进行下一个阶段了。感受到"双手、双脚好沉重"之后,接下来就是想象"好温暖"的感觉。从右手开始依序进展到左手、双手以及双脚,然后再让自己想象"右手又重又温暖",同样地再进展到左手、双手、右脚、左脚、双脚。最后的目标是想象"双手、双脚又重又温暖"的感觉。

54 为什么洗温水浴反而不助于入睡了呢?

许多人都听说过这样一句话:"睡前洗个热水澡,晚上睡觉特别好",但是有的人在尝试后发现,刚刚洗过热水澡后马上上床睡觉,却怎么也无法入睡,那这是怎么回事呢?

人的体温在一天中也是有周期变化的,一般在下午到晚上这一段时间最高,然后逐渐下降,在黎明前降到最低。在体温下降期间入睡容易,反之在体温上升期间入睡就比较困难。睡前沐浴使体温升高,然后体温下降即可顺利入睡。但是如果在洗热水澡后马上上床睡觉,这时体温仍在上升,这样就会导致入睡困难。所以应该在就寝前30~60分钟洗温水澡,在沐浴结束后休息一段时间再上床睡觉,这样才能比较容易入睡。另外,洗澡的水温控制在40℃左右为最佳。

55 光照疗法可以用来治疗失眠吗?

生物节律紊乱是睡眠障碍的原因之一,而光在生物节律的调节中是最有影响力的因素。目前的研究发现,早上接受光照,生物节律的位相前移,入睡的时间提前;晚上就寝前后接受光照,生物节律的位相会后移,入睡时间会推迟;而在中午时段给予光照,不引起位相变化。

对于早醒的患者,可在傍晚时给予光照,推迟睡眠时相,改善早醒;对于白天嗜睡者,在上午进行光照,加强白天的清醒节律,避免睡眠/觉醒节律失调;对于一些倒班失眠者,改变夜班工作的环境,增强夜班工作的光照,白天在黑暗环境下入睡,可以调整睡眠—觉醒节律,引导白天睡眠。睡眠时相延迟综合征患者,可通过早上光照,傍晚戴墨镜以减少光照来调整睡眠节律。

56 适当的运动能改善失眠吗?

午后到傍晚这段时间里如果参加适当的运动,可以帮助入睡,加深夜间的睡眠。但是要注意:晚上过于剧烈的运动能使体温上升,兴奋交感神经的活动,反而妨碍入睡。

57 什么样的饮食习惯有利于睡眠?

睡眠与饮食关系密切,合理的膳食有益睡眠。对于睡眠者,在饮食上应该要注意以下几点:

(1)睡前不要吃得过饱,入睡前如果胃肠道的活动活跃,会妨碍睡眠;当然也不应该在饥饿的状态下上床睡觉,饥饿会提高你的警觉性,使你难以入睡。

(2)饮食要清淡,多食用富含多种维生素、多种微量元素、优质蛋白质的食物;少食用刺激性的食物,如辣椒、胡椒粉等。

(3)睡前可以食用牛奶,在奶里加入适量的糖或蜂蜜,助眠效果更好。

(4)多食用一些富含色胺酸的食品,如鱼、蛋、酸奶、奶酪等,因为色胺酸是5-羟色胺的原料,后者有催眠作用。

(5)尽量少饮用含咖啡因的饮料,如咖啡、茶、可乐饮料,可多饮用一些果蔬汁。

58 有助于睡眠的食物有哪些?

牛奶:牛奶中含有丰富的营养成分,还含有两种催眠物质,对体虚而致神经衰弱者的催眠作用尤为明显。

蜂蜜:具有补中益气、安五脏、和百药的功效,对失眠者疗效显著。

核桃:可用于治疗神经衰弱、健忘、失眠、多梦等症。

葵瓜子:含亚油酸、多种氨基酸和维生素等,能调节人脑细胞正常代谢,提高神经中枢机能。

红枣:对多梦,精神恍惚有显著疗效,睡前食用可提高睡眠质量。

龙眼:味甘、性温,具补心益脑、养血安神之功效。

莲子:莲肉味涩性平,莲心味苦性寒,均有养生安神之功效。

小鱼、南瓜对治疗失眠有一定的效果。另外,芹菜汤的效果也很好。

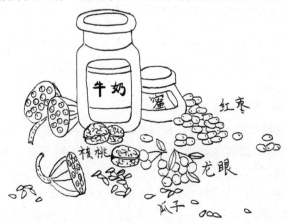

59 足疗对失眠有什么好处？

足疗包括足热水浴、足药浴、足部按摩等，它们的功效有：

（1）促进血液循环、完成体内物质的运输，促进新陈代谢。

（2）促进机体的免疫功能。

（3）促进内分泌激素的分泌，并发挥作用。

（4）促进疲劳的消除，尤其是睡觉前做足部疗法效果更好，对消除肉体疲劳、精神疲劳和神经感觉疲劳均有作用。

（5）镇静。

（6）疏通经络，通过揉、捏、搓、叩、敲等按摩相应穴位和部位而促进睡眠。

（7）足药疗避免了口服或注射给药的缺点，通过足而吸收，起到防病治病的作用。

祖国医学认为：足为精气之根，足强则人寿，养人要护足，表明足疗有健身防病、延年益寿等多方面功效。治疗失眠就是其中之一。如果在足疗的同时配合其他一些方法可起到协同作用，更利于失眠的治疗。

60 音乐可以治疗失眠吗？

音乐可以用来改善睡眠。在国外，某些医疗专家曾建议失眠患者用巴赫的《哥德堡变奏曲》(Goldberg Variations)来代替安眠药。

音乐对于失眠的作用，首先，重复单调音可以引起睡意，这已是经验证过的事实；第二，倾听音乐可以将失眠患者的注意力从失眠转移到其他上，从而减轻对失眠的恐惧，第三，优美的音乐可以让人放松，抒发情感，调节情绪，缓解紧张状态，若入睡前能听一些旋律优美、节奏明快、和声悦耳的古典乐曲及轻音乐，对睡眠是很有好处的。当然，对于乐曲应该要加于选择，如节奏过快、声音嘈杂的乐曲可能会起到相反的效果。另外播放音乐时音量不宜过强、过高，否则会适得其反，有害于人体健康。

61 太极拳疗法对失眠患者有帮助吗？

太极拳是我国传统的健身运动，不但可以强身健体，而且对失眠也有很好的疗效。

（1）促进血液循环，降低心肌耗氧量，减轻心脏负担，改善心肌供血，提高心排血分数，从而增强心功能。

（2）增加肺活量，增强肺通气和换气功能。

（3）改善神经系统功能，调节自主神经功能而增加脑血流、改善脑功能，防止痴呆。

（4）增加胃肠蠕动，促进消化液和消化酶的分泌，有利于营养物质的吸收。

（5）调节内分泌功能，降低血糖，延缓更年期出现时间，减少内分泌紊乱。

（6）提高机体免疫力，增强体质，可预防疾病、治疗疾病、延缓衰老。

治疗失眠、神经衰弱，尤其是对表现为失眠多梦、健忘神疲者，可起到很好的效果。

62 舞蹈疗能有助于改善失眠吗？

舞蹈是人类最早的一种艺术表现形式之一，不仅可以表达思想抒发情感，而且也是一种运动，可以锻炼身体，宣泄郁闷，调节情绪，缓解紧张状态，起到防病治病的作用。

首先，舞蹈可以使你潜在内心深处的焦虑、愤怒抑郁、悲哀等不良情绪充分释放出来，使心理创伤等心理障碍分解和消除。

其次，舞蹈可调节神经功能。使紊乱的、失调的功能得以平衡，从而有利于睡眠。

另外，舞蹈是一种最好的安定剂。舞蹈，通过全身运动，使其有轻度疲劳感，但正如一位美国学者所说的那样，舞蹈也是"世界上最好的安定剂"。她可使兴奋状态得到安定，焦虑状态得到平衡，身心的双重益处有利于睡眠。

63 睡眠时相延迟综合征有哪些临床表现？

（1）入睡晚。最突出的是入睡困难。典型睡眠时相延迟综合征患者的入睡时间是深夜2点钟到早晨6点钟。

（2）起床晚。一旦入睡就会睡得很深，早晨起不来，闹钟似乎叫不醒他们。

（3）白天嗜睡。早晨一般是被强制性唤醒，所以白天总感睡眠不足，打瞌睡和精力不济。

（4）每逢周末、节假日，睡眠时相延迟综合患者起床时间会更晚。在经过正常睡眠时间后，他们患者会自己醒来，并感觉复原程度良好。

（5）慢性病程。睡眠障碍是长期逐渐形成的，病程持续至少6个月，多数病例是数年。

（6）晚上工作、学习效率高。多数睡眠时相延迟综合患者称自己在晚上的数小时里注意力容易集中，工作和学习最富成效。

（7）治疗效果差。各种治疗方法（如催眠药、心理治疗等）收效甚微。

64 入睡时间后移法如何治疗睡眠时相延迟综合征？

正常人的睡眠-觉醒周期稍长于24小时，睡眠相本身就具有容易后移倾向，因此对正常人推迟上床时间要比提前上床时间容易。

Czeider（1981年）受此启发而首创DSPS的治疗方法——"入睡时间后移法（chrono-therapy）"。入睡时间后移法施行步骤如下：连续1周左右，每晚依次将患者的入睡时间推迟3小时，在最后的1～2个晚上仅推迟1小时。在达到能在正常入睡时间入睡目标后，维持此入睡时间。在实施该治疗时，患者要尽量克服打瞌睡和回避环境有关自然时间的各种提示。因此，入睡时间后移法最好在医院内的特殊环境中实施。入睡时间后移法是迄今为止治疗DSPS的最有效方法，绝大部分DSPS患者经此治疗均能建立造应社会环境生活的新型睡眠-觉醒节律。

65 何谓时差综合征?

时差综合征是指患者在短时间内经过跨 4～5 个时区以上的飞行以后出现的一组心理和生理方面的症状,病因主要是患者体内生物钟与所处时区的时间不同步。随着搭机旅行的普及化,现在越来越多的人包括儿童青少年也能亲身体验到时差综合征了。

时差综合征属于短暂的睡眠觉醒节律异常,一般无需特殊处理,经过 1～2 周,即可自行恢复,预后良好。

66 鼾症与睡眠呼吸暂停综合征如何区别?

鼾症分为单纯性鼾症和睡眠呼吸暂停综合征。单纯性鼾症指睡眠后发出的鼾声大于 60 分贝,但不引起频繁的翻身,不出现憋气现象。睡眠呼吸暂停综合征除鼾声大于 60 分贝外,同时有憋气症状,睡眠时发生呼吸停顿现象,同时因呼吸困难而憋醒及频繁翻身。

67 打鼾者应注意什么?

(1)枕头高度要适中,不要太高,否则使咽喉与气管形成的角度不利于通气。

(2)不要仰睡。可以在睡衣的背部置一小口袋,内装少量硬物,使仰卧时感到不舒服,以防止仰卧。

(3)睡前不要饮酒吸烟,慎用镇静安眠药。

(4)注意劳逸结合,增加锻炼,如慢跑、太极拳、太极剑等,以加强肌张力,以防因年老、咽部肌肉松弛所致的打鼾。

(5)积极治疗原发病。例如肥胖或内分泌代谢障碍者应针对病因进行积极治疗。肥厚性鼻炎患者可在睡前用适量的麻黄素滴鼻液滴鼻。

(6)下颌骨发育畸形成鼻中隔偏曲者,予以手术矫正。不能手术者可采用保守疗法。

68 睡眠呼吸暂停综合征有哪些临床表现?

(1)间歇性鼾音:绝大多数患者的突出症状是睡眠时伴有异常的大声鼾音,往往是咽部打鼾且呼吸暂停 20 秒以上。

(2)睡眠时的异常行为:一般发生在每次发作时的呼吸恢复之前,较常见的是双手、双臂进行单一而局限性的扑翼样震颤,也可出现四肢大范围的动作。在反复呼吸暂停发作之后,可出现睡行现象。

(3)意识状态改变:对唤醒刺激甚至疼痛性刺激无反应,即使最终被唤醒,会出现典型的时间和空间定向障碍、视觉感知障碍。

(4)夜间遗尿:这往往是就医的最初症状,但泌尿系统检查并无异常。

（5）晨起头痛：几乎半数患者主诉有晨起头痛，通常是前额部，也可弥散至全脑。伴有全身不适感和不清醒感。

（6）日间睡眠过多：这种在日间出现的突然而过多的瞌睡或无法抗拒的睡意，无法以夜间睡眠时间不足来解释。

69 睡眠呼吸暂停综合征如何治疗？

治疗前应仔细检查，如果睡眠呼吸暂继发于颈、咽喉部疾病，需设法解除梗阻因素，如采用悬雍垂腭咽成形术（UPPP）。对于儿童患者，可采用扁桃体切除术、增殖腺切除术，或鼻骨矫正术、正牙术来改善睡眠时的通气条件。一般不宜做上颌骨、下颌骨手术。

有报道每日用醋酸甲羟孕酮 60～120 mg 治疗阻塞性睡眠呼吸暂停综合征，可消除日间睡眠过多的状况，减少夜间呼吸暂停次数，但有脱发等不良反应。如为中枢型睡眠呼吸暂停，应用中枢兴奋剂是唯一治疗方法，同时禁用镇静催眠药物。

70 何谓快速动眼期睡眠行为障碍？

快速动眼睡眠行为障碍是一种发生在快速动眼（REM）睡眠中的暴力行为，发作时丧失正常快速动眼睡眠时伴有的肌张力抑制，而代以和梦境一致的运动活动。多见于中老年人，常伴有精神压抑、过度饮酒、脑血管疾病和变性性神经系统疾病等。暴力行为与暴力的梦境内容相符，醒后可以记忆起与发作有关的梦中情景。患者一般不醒于暴力行为中，偶有患者因为睡眠中断导致的白天嗜睡。要有确凿的睡眠伤害病史并经多导睡眠检测和睡眠监视证实，方可诊断。

此症的最严重后果是在睡眠或"夜飞"中造成自己或同伴伤害（瘀斑、伤口和骨折）。典型的快速动眼睡眠行为障碍是在入睡后至少 90 分钟出现，发作的频率从每 2 周 1 次到连续几晚每晚 4 次。快速动眼睡眠行为障碍可在任何年龄发病，但多见于 60～70 岁具有暴力性梦境的老年人。

目前的研究发现，近 60% 的快速动眼睡眠行为障碍病例为特发性，还有将近 40% 的 RBD 病例可能与几种神经系统疾病有关，如痴呆、帕金森氏病、多系统萎缩、脑干肿瘤、多发性硬化、蛛网膜下腔出血、缺血性脑血管病。某些药物的应用和撤药，也常与本病的发生有关，但多系急性发作，很少引起长年慢性症状。

71 快速动眼期睡眠行为障碍如何治疗？

绝大多数快速动眼睡眠行为障碍患者对小剂量的氯硝安定具有戏剧性的疗效，有效剂量是 0.5～2 mg 晚上口服，即使服用几年也很少出现耐药性。但停用氯硝安定会很快复发。此药对 RBD 的作用机理也不清楚。尽管氯硝安定通常能充分减轻症状，但一些环境的安全防范也要考虑到，如移去卧室内的危险品，床边放上东西，地板上放上空气垫。值得注意的是,已有报道认为在三环抗抑郁药治疗期间会诱发快速动眼睡眠行为障碍。对氯硝安定治疗无效或不能适应氯硝安定者,也有应用卡马西平、可乐定、盐酸丙咪嗪和加巴喷丁治疗有效的报道。在并发帕金森病的患者中,使用息宁后,本症也有随之好转,也可考虑应用。

72 睡眠时腿抽动是怎么回事?

睡眠中,如果出现的腿部抽动每小时超过 5 次,将会造成睡眠质量下降。医学上把这种现象称为"睡眠周期性腿动",一般不会产生失眠和白天倦怠,不用上医院治疗;如果因此严重影响睡眠质量,甚至影响了白天的生活、学习,则称之为"周期性腿动疾病",需要就诊。

"周期性腿动疾病"可继发于睡眠性呼吸暂停、发作性睡眠、药物影响(如停用安眠药、服用抗精神病药物)、尿毒症、缺铁性贫血、糖尿病、类风湿性关节炎、脊柱损伤及怀孕等。对于"周期性腿动疾病"患者的治疗,首先要针对病因,病因消除后腿动自然好转。

73 中医是如何认识失眠的?

失眠在《内经》中称为"目不瞑"、"不得眠"、"不得卧",在《难经》中称为"不寐"。

中医认为失眠是一种疾病,是人体阴阳、气血不调造成心神不安,心失所养,或心血不足等引起的不易入寐的病症。失眠的发生总是与心脾肝肾及阴血不足有关,其病理变化总属阳盛阴衰,阴阳不交。

健康小贴士

何谓"胃不和则卧不安"?

中医巨著《素问·逆调论篇》中说:"胃不和则卧不安",而在《素问·厥论》中载有:"腹满胀,后不解,不欲食,食则呕,不得卧"的论述,两者讲的道理是一样的,就是指饮食不当,脾胃功能失调可能影响到睡眠。中医五行生克理论,认为脾为心之子,脾胃又相表里,统主水谷运化,若脾胃功能失调,宿食停滞,或胃肠积热,胃失和降,子病及母,影响心神,造成心神不宁而失眠。

74 帮助睡眠的中药、中成药有哪些?

许多中药,无论是单味中药或者复方方剂,均可改善失眠症状,用于治疗神经衰弱,恢复疲乏,安神养心。常用中药有人参、淫羊藿、五味子、丹参、冬虫夏草、红景天、阿胶、鹿茸、茯苓、绞股蓝、枸杞子、何首乌、灵芝、刺五加、珍珠、黄芪、牡蛎、酸枣仁、夜交藤等,以及百合地黄汤、枣仁安神胶囊、甘草小麦大枣汤、复方阿胶浆、中华多宝口服液、脑力静、胶芪维康口服液等。

75 中医常用治疗失眠的针灸处方有哪些?

针灸治疗失眠效果较好,包括针刺、灸法及耳针都有较好疗效,常用穴位有:内关、神门、安眠、足三里、后溪等,临床可辨证选用。

(1)心脾两虚型:症见夜来不易入寐,寐则多梦易醒,心悸,健忘,容易出汗,面色少华,精神疲惫,可有脘痞、便溏,舌质淡,苔薄白,脉细弱。选脾俞、心俞、神门、三阴交。用补法,针灸并用。多梦可加神堂、魄户;健忘加灸志室、百会。

(2)阴虚火旺型:症见虚烦不寐,或稍寐即醒,手足心热,惊悸汗出,口干咽燥,头晕耳鸣,健忘,遗精,腰酸,舌质红,脉细数。可选大陵、太溪、神门、太冲。补泻兼施。眩晕可加风池;耳鸣加听宫;遗精加志室。

(3)胃腑不和型:症见睡眠不实,心中懊侬,脘痞,嗳气,头晕目眩,甚则呕哕痰涎,舌苔黄腻,脉滑或弦。可选中脘、丰隆、厉兑、隐白。用泻法。懊侬、呕恶加内关;头晕加印堂、合谷。

(4)肝火上扰型:症见头晕而痛,不能入眠,多烦易怒,目赤耳鸣,或伴有胁痛、口苦,舌苔薄黄,脉弦数。可选行间、足窍阴、风池、神门。用泻法。耳鸣可加翳风、中渚;目赤加太阳、阳溪。

另外,对于一些轻症患者,可自行点穴,以自己的手指或者指节压在穴位上揉按,亦可起到一定安眠作用。常选穴位有:照海、太冲、太溪、百会等。

76 失眠者如何进行耳穴按压?

按照失眠者的症状,用王不留行籽贴在耳穴的心、脾、肾、神门、皮质下、交感、内分泌、或脑等穴位。失眠情况不严重者,可以在家自行用绿豆或凤仙花籽,以胶布贴在耳后的安眠穴,有助于安眠。

77 失眠者如何头面穴位按摩以改善睡眠?

头面按摩法具有醒脑提神,镇静安眠,降压止痛,疗眩息晕,润肤养颜的功效。临床应用于头痛、失眠症、内耳眩晕症。

(1)天门开穴法:两拇指指腹紧贴于印堂穴,双手余指固定头部二侧。左拇指先自印堂穴垂直向上推移,经神庭穴推至上星穴,然后两拇指呈左下、右上,左上、右下同时交替推摩。手法由缓至速、由轻至重,反复推摩约15分钟,此时推摩局部产生热感,并向眉心集中。

(2)百会穴点按掌摩法:用右手拇指尖在百会穴点按,待局部产生重胀麻感后立即改用拇指腹旋摩,如此反复交替进行约30秒,紧接用掌心以百会穴为轴心,均匀用力按压与旋摩约30秒。

（3）玉锤叩击法：以指尖作锤，双手同时进行，从后向前，从左至右叩击整个头部，反复依次紧叩，不可遗漏。叩击时由腕部发力，甩力均匀，不可太重，不可太轻，以有较强的振荡感而不觉疼痛为度。约 1 分钟。

（4）十指梳理法：以指代梳，指尖着力于头皮，双手同时进行，从前额开始呈扇状自前向后推摩。手法以揉为主，柔中带刚。此时会感到头部轻松舒适感。约 1 分钟。

（5）抚摩静息法：用双掌分别摩头、摩面、摩颊。手法轻揉，约 1 分钟，再结束整个按摩疗程。

78 失眠者如何推拿治疗？

分心脾两虚，阴亏火旺，痰热内扰，肝郁化火型。总的治则为健脾安神，虚证辅以滋阴养血，实证辅以疏肝清热化痰。

（1）基本治法

① 头面及颈肩部操作：

取穴：印堂、晴明、攒竹、肩井、风化等。

手法：一指禅推法，扶法、按法、揉法。

操作；先用一指禅推法或揉法，从印堂开始向上杀至神庭，往返 5～6 次。再从印堂向两侧沿眉弓至太阳穴往返 5～6 次。然后用一指禅推法治眼眶周围治疗，往返 3～4 次。再从印堂沿鼻两侧向下经迎香沿颧骨，至两耳前，往返 5～6 次。治疗过程中以印堂、神庭、神明、攒竹、太阳为重点；从头顶开始用五指掌法，到枕骨下部转用三指其法，配合按拿两侧肩井。时间约为 10 分钟。

② 腹部操作：

取穴：中脘、气海、关元。

手法；摩法、按法，揉法。

操作：顺时针方向摩腹，同时配合按、揉中脘、气海、关元。时间约 6 分钟。

（2）辩证加减

① 心脾两虚；按揉心俞、肝俞、胃俞、小肠俞、足三里，每穴约 1 分钟；横擦左侧背部及直擦背部督脉。以透热为度。

② 阴虚火旺：推桥弓穴：先推一侧桥弓穴 20～30 次，再推另一侧桥弓穴；横擦肾俞、命门部，以透热为度，再擦两侧涌泉穴以引火归元。

③ 痰热内扰：沿背部脊柱两侧用滚法治疗重点在脾俞、目俞、心俞，手法要轻擦，时间约为 5 分钟；在摩腹时配合按揉中脘、气海、天枢、神厥。足三里、丰隆；横擦左侧背部及骶部八髎穴，以透热为度。

79 如何理解"先睡心，后睡身"？

　　失眠病人除正确选用药物外，应消除紧张思想情绪和疑虑，做到"先睡心，后睡身"，只有轻松入眠，心情舒畅，才能入睡。另外适当参加体育锻炼及体力劳动，消除心情紧张，按时作息，睡前不饮浓茶、咖啡、酒等兴奋性饮料。除此之外，暗示心理作用也非常重要。很多顽固性失眠的人通常都有错误的想法，"我今天有点烦，又会睡不好觉了"如此暗示，越想越烦还怎么睡得着。现在我们可以在准备睡觉时用积极的心理暗示自己："今天好累，过会儿，我就会睡着进入梦乡。"睡眠是一种放松休息。我们应该多从放松入手。可采用放松暗示的方法，平躺在床上告诉自己：我很放松，我的手放松了，腿放松了，眼睛放松了，这样默念九次效果会比较好。

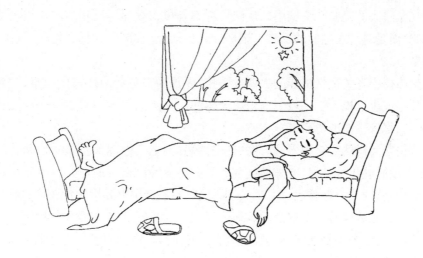

■■■ 第八章

记忆障碍

记忆是过去的经验在头脑中的反映。它不是像知觉那样反映当前作用于感觉器官的事物,而是对过去经验的反映。记忆过程包括识记、保持、回忆(再现、再认)三个基本环节。

记忆障碍指有关记忆机能的失调或失控,表现为识记和回忆发生困难,输入的信息不能贮存或难以检索。一般分为识记障碍和回忆障碍两大类,也可细分为识记、保持、再认、回忆等机能的障碍。

造成记忆障碍的疾病很多,脑部各种变性病(如老年性痴呆)、脑外伤和拳击手痴呆;皮质下动脉硬化性脑病、腔隙性脑梗死和脑出血等脑血管病;脑炎;一氧化碳中毒等脑缺氧后;营养缺乏性脑病(如 Wernicke 脑病);酒精中毒和生化代谢障碍性脑病等均可引起。记忆障碍是一个复杂的病理过程,上述任何一原因累及额叶颞叶、海马回、丘脑扣带回、间脑和中脑网状结构等均可有记忆障碍。精神病患者也有记忆障碍。我们将重点介绍各种痴呆的防治。

1 什么是痴呆?

痴呆是一种比较严重的智能障碍。这是指病人的大脑发育已基本成熟,智能也发育正常,但以后由于各种有害因素引起大脑器质性损害,造成智能严重障碍。常见于脑炎后遗症、老年性痴呆、脑动脉硬化性精神病及麻痹性痴呆等。

病人的意识一般是清晰的,但其思维活动却变得不很完善。在言语中出现病理性赘述,既往知识的储存(记忆力)以及计算力均有削弱,理解能力减弱,对周围的事物不能正确地进行分析和综合,对主要的和次要的、本质的和非本质的,都不能明确区别,不能以批判的态度来对待自己和周围环境发生的问题,并往往做出错误的判断和推理。学习和工作困难,有时生活也不能自理。

2 哪些疾病会导致痴呆？

痴呆与脑部器质性疾病有关，一般认为下列疾病可导致痴呆的发生：(1)脑变性病：常见病因有阿尔茨海默病（Alzheimer's disease），匹克氏病，Huntington's病，Parkinson's病，肝豆状核变性，皮质—纹状体—脊髓联合变性等。(2)脑血管病。(3)代谢性疾病：如黏液水肿，甲状旁腺功能亢进或减退，肾上腺皮质功能亢进，肝豆状核变性，尿毒症，慢性肝功能不全等。(4)颅内感染：如各种脑炎，神经梅毒，各种脑膜炎，库鲁病等。(5)颅内占位性病变：肿瘤、硬膜下血肿可致结构及脑功能改变，引起痴呆。(6)低氧和缺氧血症。(7)营养缺乏性脑症。(8)中毒性疾病。(9)颅脑外伤：头部的开放性或闭合性外伤，拳击员痴呆等。(10)其他：正常压力脑积水，类肉瘤病等。

3 痴呆的发病率有多高？

中国并非老年痴呆病的低发区，发病率与欧美国家相近。随着人均寿命的延长，老年人所占的比例明显增高。预计到2040年，我国60岁及以上老人将达4亿。据统计，老年痴呆症的发病率：65岁以上是5%，70岁以上是10%，80岁以上是30%，到了85%以上则高达40%。痴呆不仅有年轻化的趋向，而且呈逐年上升的趋势。老年性痴呆将成为21世纪人类社会的流行病。中国也将是老年痴呆症的高危国家。

4 常见的痴呆症有哪些类型？

最常见的就是老年性痴呆（又称阿尔茨海默病）和血管性痴呆。血管性痴呆往往由于脑部血管多处发生小梗塞所引起的。有的痴呆患者往往同时合并这两种原因。

老年性痴呆是引起老年人痴呆的最主要的疾病。老年性痴呆患者的大脑内部出现了许多不能清除的沉淀物，而且大脑神经元数量大量减少，出现脑萎缩。由于神经元数量的锐减就会导致脑力衰退、情感和性格变化，最终严重影响日常生活能力。

5 什么是老年性痴呆？

普通人往往将老年性痴呆了解为发生在老年期的痴呆，其实老年性痴呆和老年期痴呆虽然只是一字之差，但却是完全不同的概念。老年性痴呆约占老年期痴呆的48%～65%。老年性痴呆是一种中枢神经系统原发性退行性变性疾病，临床上以记忆丧失、抽象思维和计算受损、人格和行为改变为特征。本病女性的发病率约为男性的3～5倍，大多数患者在65岁以后起病，且随着年龄增加，患病率也逐渐增加，大约年龄每增加5.1岁患病率既要增加1倍。

6 为什么老年性痴呆又叫阿尔茨海默病病？

老年性痴呆是德国神经科医生 Alosis Alzheimer 于 1907 年首先描述，以后以其。当时 Alzheimer 在法兰克福的精神病院观察了一名 51 岁的妇女，其表现多疑、记忆障碍，找不到回自己住处的路；语言不正常，包括命名障碍、错语和听理解障碍，但其步态和共济运动、腱反射无明显异常。该妇女病情逐渐恶化，入院后 4 年半死亡。病理解剖发现脑明显萎缩。显微镜下见皮质细胞消失；在许多神经元内有神经原纤维变性改变，大量的所谓粟粒样病灶，即老年斑（Senile plaques）遍布皮质。Alzheimer 报告的临床和病理特点，至今仍被认为是本病的特点。由于 Alzheimer 是第一个报到这类疾病的医生，按照西方的习惯，就将这类疾病以姓氏命名为阿尔茨海默病病（Alzheimer's disease）。

7 影响个体正常认知老化的因素有哪些？

认知老化有其个体差异。有些老年人认知功能衰退得慢一些，有些则衰退得快一些。什么原因导致认知老化速度的个体差异呢？当前还不十分清楚。但已知有几种因素影响正常老年认知衰退：高智商或受教育程度较高的个体，通常能在一生中持续保持相对较高的认知水平。生活方式也影响认知功能，积极生活方式与高认知功能呈正相关。另外，老年人的大量认知测验成绩与视觉、听觉灵敏度强烈相关，测验成绩好，视听觉灵敏度高，反之亦然。这种结果很大程度上是大脑老化引起的。因此有人断言：与年龄有关的认知老化是随年龄增长而引起脑改变的一种附属现象。除此之外，寿命长短、性别、社会经济状况对老年人的认知功能也有着不同的影响。

8 如何早期发现老年性痴呆？

如果出现下述症状，应考虑是否有此病的可能：(1) 患者严格遵守日常生活规律，随时携带记录本以弥补他们的记忆缺陷；(2) 患者容易疲劳，对生疏的作业更加感到困难，在谈话和书写时容易遗漏某些字句；(3) 一个具有丰富经验及智能灵敏的人，变得思维贫乏、思维狭窄、智能活动明显下降；(4) 难以学习新的技能，难以理解和掌握新的知识，抽象思维、概括、综合分析和判断能力进行性减退，因而患者工作和学习能力下降；(5) 患者由于记忆不佳，任务不能如期完成，却埋怨有人故意刁难；(6) 情绪不稳定，有时情感失去控制能力，变得肤浅而多变；(7) 人格改变：一个整洁而拘谨的人，变得不爱整洁，不修边幅；原先情绪不稳的人，变得越发暴躁易怒；原先多疑敏感的人，可变得自私和猜疑。

9 记忆障碍常见的原因有哪些?

目前公认的危险因素是增龄、女性、低受教育水平、遗传因素。其他因素包括：抑郁障碍史、头部外伤、血管性因素和相关疾病、吸烟、饮酒等生活方式也可能是老年痴呆的危险因素，但尚无定论。重大不良生活事件可能是老年痴呆的危险因素，有待于进一步研究，其他因素传染学说如职业暴露（铅摄入、有机溶剂、电磁场、震动）、地域因素、营养成分、血清维生素 B_{12}、叶酸水平、母孕期年龄、甲状腺疾病等，但是尚无定论，有待于深入研究。

10 低文化程度与痴呆的关系如何?

流行病学研究表明受教育水平和痴呆有密切关系，来自我国上海的研究显示，受教育程度高者有高认知水平，或认为大脑储备能力充足；而受教育低者，缺少知识刺激，可以使神经元丧失较多，从而易患老年痴呆。另一种可能是受教育水平往往与社会经济状况、生活方式及职业接触有关；而低经济收入、不健康的生活方式和不利于健康的职业可能有促进痴呆发生的作用。

阅读、看电视、听收音机、打牌等活动均可使社区老人认知功能减退速度放缓，可能的原因是这些活动使与认知相关的神经元活性增加，从而维持正常的认知能力，减轻痴呆的病理损害。社会接触也对认知功能有益。尽管保护作用相对较小，在社会活动中，智力、体力的刺激和社会关系的联络对老年人健康的认知功能有益。

11 脑血管病可以引起痴呆吗?

由于脑动脉闭塞引起大面积皮质梗死，梗死脑组织容积超过 80～150 毫升或额叶、颞叶及边缘系统等部位血管源性病变临床较易出现痴呆，主要病因是动脉粥样硬化。多发性梗死性痴呆是血管性痴呆最常见的类型，其他还包括颈动脉闭塞、皮层下动脉硬化性脑病，血栓性血管炎等。

12 导致痴呆的常见中枢神经系统感染有哪些?

中枢神经系统在各种生物性病原体，包括病毒、细菌、螺旋体、寄生虫、立克次体和朊蛋白等侵犯脑或脊髓实质、被膜和血管等后，引起急、慢性炎症或非炎症性疾病，临床出现意识内容的改变，常伴皮质或皮质下症状。常见的感染有各种脑炎，神经梅毒，各种脑膜炎，库鲁病，疯牛病，艾滋病等。

13 脑外伤能够引起痴呆吗?

当今社会，脑外伤是痴呆的常见原因之一，它所致伤残中最严重的神经精神障碍就是外伤后痴呆，表现为持续性的智能障碍综合征，持续时间一般在数周或数月以上。常见的颅脑外伤有头部的开放性或闭合性外伤，正常压力脑积水，拳击员痴呆等。

14 铝摄入和痴呆有关系吗?

1973 年就有人首先发现阿尔茨海默氏病患者脑组织内铝的含量增高,正常人脑内铝含量为 1.8 ± 0.8 mg/g 脑干重,而阿尔茨海默氏病患者的脑内铝含量为 3.6 ± 2.9 mg/g 脑干重。研究发现一般脑内铝含量大于 4 mg/g 脑干重就可以引起神经纤维变性。人长期吸入富含氧化铝粉尘空气科导致严重认知障碍,吸入 20 年以上者相对危险度增加 4.1 倍,其中吸 10~20 年者增加 3.1 倍,吸入 1~10 年者增加 2.4 倍。但铝是否为阿尔茨海默氏病危险因素有分歧,铝诱导产生的神经纤维缠结(NFT)与阿尔茨海默氏病病人的 NFT 不同,前者无双螺旋丝,后者有双螺旋丝。另外肾衰竭长期透析者脑内铝含量极高,但却无老年斑或 NFT 形。阿尔茨海默氏病患者脑内铝含量与同年龄对照组比较,也没有明显差异,故有关结论有待研究证实。值得指出的是这里所说的铝摄入是指铝中毒,与长期暴露于某种环境的特殊职业密切相关,而我们平时用铝锅做饭等都不会导致异常的铝摄入,大家对此不必有顾虑。

15 快速测测目前你有没有遗忘症?

遗忘症并不是一种奇怪的疾病,它在老年人中比较常见。我们可以做个小测验简单判断一下自己有没有遗忘症:对自己念这样三个词:香蕉、电脑、黄河,试着记住它们,然后你可以打个电话给你的家人,跟他们谈谈自己最近的状况,时间不需要多长,3分钟以内就可以了,挂机后你还能记起那刚才试图记住的三个词吗? 如果你记住了,你至少目前不需要担心自己得了遗忘症了。

遗忘症病人恰恰不能记起刚才试图记住的三个词。这种记忆的丢失被认为是遗忘症的基本特征之一,尤其是在没有其他高级认知功能受抑制的情况下。但是遗忘症不是简单的记不住东西,对于一些年代久远的记忆(回忆),遗忘症患者仍然能相对保持完好,他们记得自己的家人,常常能回顾几年前甚至几十年前发生的事情。

16 痴呆的记忆障碍与遗忘症一样吗?

记忆障碍是痴呆早期的突出症状,与遗忘症有明显的不同。一般来说痴呆起病时就会表现出明显的瞬间记忆障碍,我们包括病人本人能发现的变化就是记性差,记不住家人刚交代他的事情;打电话时记不住电话号码,严重的时候刚说过的话转身就忘,刚吃完饭,放下饭碗就问什么时候开饭。

痴呆的记忆障碍不仅只出现以上所谈到的症状,他们还会出现虚假记忆。虚假记忆根据表现可以分为错构、虚构、潜隐记忆、似曾相识症或旧事如新症。例如你在结婚纪念的烛光晚宴时一不留神,将你与以前的女友一起观看的美国大片《泰坦尼克》记成是与现在的妻子一起看的而浪漫地回忆起来,这就是错构,其结果可以想象。

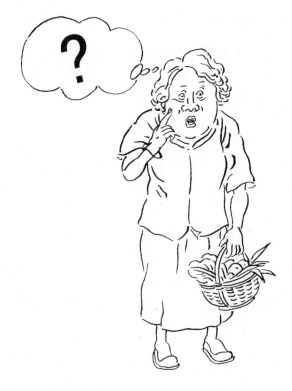

17 痴呆就是智力有问题,什么都不会吗?

智能是指既往获得的知识、经验,以及运用这些知识和经验解决新问题,形成新概念的能力,包括理解、推理、判断、抽象概括和计算等认知功能。痴呆病人会在以上所讲的智能的所有方面出现问题。当然我们一定要明白,痴呆病人的智能障碍在不同病因和不同病情阶段程度是各不相同的。

18 痴呆病人常随地大小便,这是怎么回事?

痴呆病人常常会乱解大小便,明明家里的卫生间就在他的眼前却视而不见,似乎是故意捣乱,由此明显增加了护理工作量,让家里人感到非常棘手。这是痴呆病人所表现出来的视空间障碍所引起的麻烦。人类大脑左侧半球在语言活动功能上占优势,称为优势半球。右侧大脑半球在非语词性的认知功能上占优势,如对空间的辨别、深度知觉、触觉认识、音乐鉴赏等。痴呆病人往往在右侧大脑半球存在损害,不能描绘简单图形,不会看钟表,对物体、颜色、地点存在认识障碍,病人不能分辨别人的面部,甚至不能认识镜子里自己的面孔,这种症状叫做失认。病人常在熟悉的环境甚至家中迷失方向,找不到厕所,走错自己的家门,坚称别人家是自己家。再加上痴呆病人往往夜间睡眠差,他们常常会在半夜三更外跑,或去购物或去上班或去散步。

19 痴呆病人为什么脾气很坏,容易发怒甚至攻击他人?

　　痴呆病人往往存在额叶和颞叶的病变,而额叶和颞叶的一个重要功能就是管理人的个性特征,我们叫作人格。这样,我们就不难理解痴呆病人常常会出现人格改变了。病人会表现懒散被动,不修边幅,不讲卫生,对什么事情都不关心。如果没有人去督促他们的话,他们可以一个夏天就穿同一件衣服,而且从不洗澡。也不会在乎邻居或路人为此而对他们侧目。有许多病人以自我为中心,自私自利,说话做事不负责任。当家人在一起吃饭的时候,他们会自己首先挑喜欢吃的大吃起来而不会顾及自己的孙子正眼巴巴地望着他流口水。

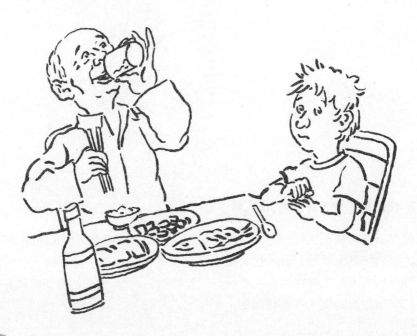

20 痴呆患者会出现妄想症状吗?

　　电视上报道一位老太称邻居一直在偷她的东西,为此多次发生纠纷,并叫来了"110"。后来送到医院检查说那位老太有妄想症,是痴呆。妄想不是精神分裂症才有的吗? 其实,据统计大约有30%的痴呆病人会出现明显的重精神病性症状,其中最常见的就是妄想,包括被窃妄想、嫉妒妄想、被害妄想和贫困妄想。许多痴呆病人喜欢到处乱藏钱物,由于记忆力减退,而且收藏的地方往往多而杂乱,一旦找不到了,在已经受到损害的逻辑推理判断下他们的第一感觉就是东西被偷了。至于偷窃的"盗贼"不是邻居就是儿子女儿,甚至是自己的老伴。病人可能会给自己家的大门加上好几道锁,或者禁止子女来看望他。

21 痴呆患者会出现幻觉症状吗?

大约有 15% 的痴呆病人会出现幻觉,其中以视幻觉最为多见,比较典型的表现是在夜间看到许多稀奇古怪的东西,如小矮人、鬼神、蚂蚁、昆虫等。再一个就是听幻觉,病人会听到老有人在讲话,但怎么找也看不到人;听到已经去世多年的人跟他聊天或其他莫名其妙的各种声响。痴呆病人由于各种感官功能的退化以及大脑的病变,会出现各种感知觉的障碍如感觉迟钝,在喝汤的时候,泼了一身,而浑然不知;感觉过敏时对平常洗脚时的水温不能耐受;错觉也是比较常见的现象,病人会告诉家人每天晚上都有一只特大的蜘蛛趴在他的房间天花板上,当家人去看的时候发现他所指的其实是房间的吊灯。

22 老年性痴呆各发展阶段有哪些临床表现?

老年性痴呆的发展大致可分为三个阶段。第一阶段大约 1~3 年,主要表现为近记忆下降。第二阶段为发病后的 2~10 年时间。此阶段患者远记忆障碍也逐渐明显,表现为记不清自己一生的经历等,出现动作和行为改变,如整天忙忙碌碌、收集废物,或夜间起床活动、吵闹不休;另外有些患者变得冷淡,对周围漠不关心;而另一些患者则变得欣快,整天无忧无虑、高谈阔论、喋喋不休。此阶段患者已无法进行日常工作,日常生活料理也发生了困难,需家人协助。第三阶段为发病后 8~12 年左右。此阶段患者已无法进行交谈,语言支离破碎;表情淡漠,无任何情感交流,终日卧床不起,生活完全不能自理,需人照料。

23 老年性痴呆的治疗目标是什么?

这恐怕是许多痴呆患者家属共同的疑问,对此医生的回答是肯定的:需要治疗!已有大量的临床实践证明:对轻、中度痴呆患者,如能及时治疗,其记忆和生活能力都能得到不同程度的改善,治疗越早,疗效越好。当然目前医学家尚未找到治疗老年性痴呆的特效药,所以对于痴呆的治疗目标,我们也应该要有清晰的认识。在现阶段,对于痴呆的治疗,一般希望达到以下目标:① 延缓或阻止痴呆程度的加重。② 改善病人的记忆力。③ 抑制或逆转痴呆早期的关键性病理变化的发生。④ 提高痴呆病人的日常生活能力,改善生活质量。⑤ 减少并发症,延长存活期。

24 既然阿尔茨海默病尚无特效药物和治愈方法,为什么仍要进行治疗?

老年性痴呆的防治关键是早期诊断和早期药物干预治疗,通过多种适当的药物治疗策略,针对阿尔茨海默病发病的不同环节和阶段,可以达到延缓或阻止痴呆的加重、改善记忆功能、抑制或逆转阿尔茨海默病早期的关键性病理发生、提高患者的生活能力及生活质量、减少并发症及延长生存期的目的。所以,阿尔茨海默病还是可以治疗的,而且治疗越早效果越好。

25 **痴呆都难治吗？**

痴呆是一种综合征,其定义是后天的智力功能的持续性障碍。从临床治疗学角度来说,分为可治性痴呆和难治性痴呆。可治性痴呆是病因较清楚的脑部疾病或全身内科性疾病所引起的痴呆,及时治疗后症状大多可得到改善。难治性痴呆则由于相关基础研究尚无关键性突破,临床治疗始终缺乏有效手段。经治疗后,症状常难以减轻。难治性痴呆的病因包括阿尔茨海默病、额叶痴呆和皮克病、克—雅氏病、亨廷顿病、肝豆状核变性、帕金森病等,其中阿尔茨海默病是最常见和最典型的难治性痴呆。

26 **治疗痴呆有哪些药物？**

痴呆是一种临床综合征,包括阿尔茨海默病(Alzheimer's disease,AD)、血管性痴呆(Vascular disease,VD)、混合性痴呆及其他痴呆,前三种占所有痴呆的90％以上。其中 AD 是最常见和最重要的变性性痴呆,大量研究表明,AD 是多病因及其相互作用的结果,各种 AD 相关基因及非基因因素共同促成了其发生和发展,目前临床多采用多方位的综合治疗措施,即将改善认知功能的药物与延缓 AD 进程的神经保护药物合用。VD 是第二常见的痴呆病因。由于 AD 和 VD 病因和病理改变不同,因此尽管二者临床表现相近,但治疗的药物不尽相同。

27 **治疗痴呆的药物能随便调换吗？**

一般治疗本病的药物需要长期服用才有治疗效果,有的老年痴呆患者或家属为了使患者早点好,在短期内随便调换药物,有的没有到足够的治疗时间就停药,这些不合理的用药,妨碍了治疗效果,应加以克服,要在医生指导下合理用药。选择药物治疗痴呆时,应定期评估疗效,一般初次疗程为 2～3 个月,如果轻中度痴呆足量治疗 3 个月病情仍毫无改善,可考虑加药或换药;若有效,应在严密监测药物不良反应的条件下坚持用药。对重度痴呆患者开始即可合并用药,合并用药时,应兼顾不同药理作用,逐渐加量。选择药物治疗时,还应考虑药物不良反应和患者对药物价格的承受能力,以提高患者长期服药的依从性。如有精神行为症状,也应对症治疗。

28 **如何使用药物治疗老年期痴呆的精神行为症状？**

脑器质性病变是产生精神行为症状的主要原因,因此首先应针对病因治疗,同时使用促认知药物,有些精神行为症状就是认知功能损害导致的结果,如痴呆患者由于记忆力减退,记不住物品的保管位置,而怀疑是被人偷窃;由于失认而怀疑亲属的身份等。临床药理学研究表明,能改善认知功能的药物,同样能改善精神行为症状。其次,精神行为症状多种多样,应注意识别症状类型,对症治疗。抗精神病药主要用于治疗幻觉、妄想及冲动攻击行为等精神病性症状,抗抑郁药能改善患者抑郁情绪,对部分情感淡漠的患者也有帮助。抗焦虑药主要用于焦虑、睡眠障碍的治疗。最后,使用精神科药物应注意个体化原则,起始剂量和增加剂量要小,缓慢加量,治疗剂量一般为年轻人剂量的1/3~1/2。随着痴呆的进展,精神行为症状往往会发生变化,应密切观察病情变化及药物的疗效和不良反应,据此调整药物剂量、更换药物或停药。

29 家属如何照料痴呆病人服药?

痴呆病人,都需要接受药物治疗,一般以口服给药为主。在家照料痴呆病人服药应注意以下几点:(1) 痴呆病人常忘记吃药、吃错药,或忘了已经服过药又过量服用,所以服药时必须有人在旁陪伴,帮助病人将药全部服下,以免遗忘或错服。(2) 对伴有抑郁症、幻觉和自杀倾向的痴呆病人,家人一定要把药品管理好,放到病人拿不到或找不到的地方。(3) 痴呆病人常常不承认自己有病,或者常因幻觉、多疑而认为家人给的是毒药,所以他们常常拒绝服药。这就需要家人耐心说服,向病人解释,可以将药研碎拌在饭中吃下。对拒绝服药的病人,一定要看着病人把药吃下,让病人张开嘴,看看是否咽下,防止病人在无人看管后将药吐掉。(4) 痴呆病人服药后常不能诉说其不适,家属要细心观察患者有何不良反应,及时向专业医生反映以便调整治疗方案。(5) 卧床病人、吞咽困难的病人不宜吞服药片,最好研碎后溶于水中服用。昏迷的病人要下鼻饲管,应由胃管注入药物。

30 中医如何认识痴呆?

中医认为,本病的发生与五脏六腑有密切关系,七情失调是形成本病的重要原因。其发病与五脏六腑均有关系,但与脑、心、脾、肾、肝关系尤为密切。人到中年,脏腑皆虚,尤其是肝肾亏损,精血不足,髓海空虚,神明失用,即发本病。

中医治疗痴呆的原则为补肾、益气养血、化瘀祛痰开窍。肾虚脑髓失充是痴呆的根本原因,所以补肾填精、益髓养脑是治疗痴呆的根本原则;气血亏虚、脑髓失养是痴呆形成的必要条件,故益气养血也是治疗痴呆的主要原则;痰瘀阻滞脑髓在痴呆的形成过程中起关键作用,所以治疗中必须兼顾化瘀祛痰开窍。诸法合用,使脑髓得肾精之充盈、得气血之滋养,正气存内、邪不可干。痰瘀祛除、气血通利,脑髓得养、脑神得用,则痴呆可慢慢恢复或阻止疾病进一步发展。

31 哪些食物可以预防记忆障碍?

据研究,下列食物有助于防治早老性痴呆:① 核桃:含有丰富的不饱和脂肪酸——亚油酸,被机体吸收后会改造成脑细胞的组成物质。② 芝麻:可补肾益脑、养阴润燥,对肝肾精气不足兼有口舌干燥、肠燥便秘等症状较为适宜。③ 花生:有明显的抗衰老作用,多食可延缓脑功能衰退,抑制血小板黏聚,防止血栓形成,降低胆固醇,预防动脉硬化。④ 葡萄:对于防治气血虚弱的早老性痴呆较为适宜。⑤ 鱼:多吃鱼对预防早老性痴呆有好处,因为痴呆病人脑部的 DHA 不饱和脂肪酸的水平偏低,而鱼肉尤其是金枪鱼的鱼肉中,这种脂肪酸的含量很高。

32 预防痴呆的食疗方有哪些?

中医认为该病是由于脾肾亏虚,脑髓不充所致记忆、智能障碍,所以中年以后,常用食疗药膳预防痴呆的发生,这种方法虽不能定论,但经过长期应用至少对中老年人有一定好处,可增强记忆,改善脑细胞功能。现选用以下食疗方和药膳方供大家选择:

(1)益智鸽蛋汤:枸杞子、龙眼肉、制黄精各 10 g,鸽蛋 4 个,冰糖 50 g。将以上 3 味药洗净切碎,加水煮沸后约 15 分钟,将冰糖和鸽蛋打破下锅煮熟即可。空腹服用,每日 1 次,连服 7 日。

(2)猪脑山药汤:山药、丹参各 15 g,猪脑髓 1 具。共入砂锅内加水炖煮,调味服食。隔日 1 次,常食之。

(3)核桃补脑蜜饯:核桃 1 500 g,去壳炒熟,用蜜适量炙。装瓶备好,每日适量服用。

(4)核桃粥:核桃仁 30 g,粳米 200 g,大枣 10 枚。将上述 3 味洗净,放入锅内加水,文火熬成粥。每日服用 2 次。

(5)黑豆红枣汤:黑豆、红枣适量。黑豆放入锅内炒出香味,晾干磨成细粉,红枣蒸熟去核,同黑豆粉共捣烂,做成丸状,每日服 15 g,淡盐水送服。

(6)补精膏:牛髓、炒胡桃肉、杏仁泥各 120 g,山药 250 g,炼熟蜜 500 g。将胡桃肉、杏仁泥捣成膏,入炼熟蜜与牛髓和匀,入砂锅内,加山药,沸汤煮熬,以瓶盛收贮。每服 1 匙,1 日 3 匙,空腹服用。

33 如何防止老年期痴呆病人跌倒?

老年痴呆病人由于视力、听力下降,平衡功能减退,肌肉无力,行动笨拙,易激发冲动等原因,很容易跌倒,致受伤、骨折。为防止老年痴呆病人跌倒,应注意以下几点:

(1)稳定情绪。当病人焦急不安、激惹、兴奋时尽量用语言安慰疏导,满足其合理要求,多给予生活上的关心协助,防止病人在躁动中跌倒及坠床。让病人心平气和,可以减少跌倒的机会。

(2)房间设施应便于病人活动。床铺要低矮,便于上下床,两边设有护栏;厕所使用坐式马桶并设有扶手架;地面要防滑,最好使用木质地板,保持平坦干燥,无积水,无障碍物;通道明亮,不要堆放东西。

(3)生活上要给予照顾和协助。行动不便与步态不稳者要搀扶其上厕所、散步等,防止病人活动时跌倒。

34 戒烟对预防记忆障碍有什么意义？

烟草中的尼古丁等有害物质可以通过其血管收缩作用而影响脑部供血,烟草燃烧时产生的一氧化碳与血红蛋白结合,从而降低血液的携氧能力,同时,吸烟还可使血液中的游离脂肪酸和胆固醇含量增加,从而加速脑动脉硬化症的发生与发展。这些不良作用无疑都有损害脑功能的作用。长久吸烟者会出现神经过敏、头昏、注意力涣散、记忆力减退。总之,吸烟对人体健康有危害,老年人应戒烟。

35 戒酒对预防记忆障碍有什么意义？

酒中的主要成分是酒精,在医学上属于麻醉剂,有亲脂性,能抑制大脑的高级神经功能,较大量时也可抑制神经系统的较低级功能;长期嗜酒还可导致机体营养不良,代谢紊乱,酶及多种维生素缺乏,特别是维生素 B_1 和烟酸缺乏,从而干扰脑细胞的正常代谢。慢性酒精中毒的病人中 50％ 都有智能损害,表现为记忆力减退,注意力低下,定向力障碍,人格改变,嫉妒妄想,攻击行为,偏执状态,还可引起焦虑、抑郁、走路不稳、震颤等,日常生活自理困难。如果病人坚持节制饮酒,以上表现可逆转。所以,长期过度饮酒可通过多种途径引起痴呆,老年人尤其是痴呆老人应戒酒。

36 预防记忆障碍的简易有效运动有哪些？

一系列调查研究发现,有相当一批老寿星虽然年岁上百岁,仍然耳聪目明,记忆力非凡。究其原因,他们大多有良好的生活方式,其中,爱好体育运动几乎是他们的共同特点。那么,有几种简单有效的运动,能延缓脑神经细胞的硬化,可预防老年痴呆症。(1) 每天清晨及傍晚在空气清新的地方快步走一小时。(2) 经常做手指动作的头脑体操。(3) 经常使用手指旋转钢球或胡桃,或用双手伸展握拳运动。(4) 实施头颈左右旋转运动。

37 延缓心理衰老有什么秘诀吗？

关于中老年人如何战胜心理衰老,我国著名老年医学家曾尔亢教授曾总结归纳为五个重点,亦有称"长寿一三五工程"者。兹介绍如下:

(1) "一个中心"——以健康为中心。

(2) "两个要点"——潇洒一点、糊涂一点。

(3) "三个忘记"——忘记年龄、忘记疾病、忘记怨恨。

(4) "四有"——有个老窝儿(房子)、有点老底儿、有个老伴儿、有群老友。

(5) "五要"——要笑、要跳、要俏、要吐、要掉(放下架子)。

38 痴呆病人如何进行智力锻炼?

（1）逻辑联想、思维灵活性训练:从儿童玩具中去寻找一些有益于智力的玩具。

（2）分析和综合能力训练:经常让病人对一些图片、实物、单词作归纳和分类。

（3）理解和表达能力训练:给病人讲述一些事情,讲完后可以提一些问题让病人回答。

（4）社会适应能力训练:尽可能地让病人多了解外部的信息,不要使其处于封闭的生活环境,鼓励与他人的接触交流。对于家庭生活中的事情应当有目的地让病人参与,并给予指导和帮助。

（5）常识的训练:所谓的"常识",有相当的内容属于病人曾经知道的、储存在记忆库里的东西,伴随病情加重不断丢失。如果能经常提取、再储存,遗忘速度会大大减慢。

（6）数字概念和计算能力的训练:生活中处处存在数字概念和计算,只要我们留意,可以有许多让病人锻炼的机会。

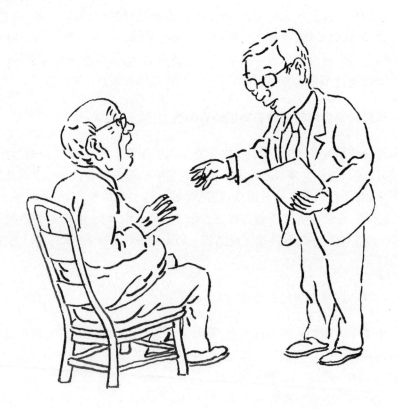

39 **家庭护理老年期痴呆病人应注意哪些问题?**

我们已经知道,老年痴呆病人在慢性病程中,容易发生各种并发症和意外,为了减少其发生,家属在护理中应注意以下几个方面:

(1)痴呆老人一般生活都不能自理,他们不知饥饱、不知生熟,吃东西常常囫囵吞枣、不知咀嚼;又很容易发生噎食或呛食,甚至造成窒息而突然死亡。因此,老人进食时必须有家属在旁照看。

(2)痴呆老人的大小便往往不能自理,有的可能伴有大小便失禁,家属应当随时给病人更换干净衣服,以减少发生泌尿系感染和褥疮的机会。

(3)由于反应迟钝,有的老人会伴有共济失调,走起路来很不稳,容易跌倒和摔伤,应有家属扶持或关照。

(4)痴呆老人外出后很容易走失,常常找不着家。家属在护理过程中必须精心照看。

(5)痴呆老人常因抑郁、幻觉、妄想等自杀或伤人,家中的药品、电源以及刀、绳等危险品必须管理好。

40 **老年期痴呆病人的居室怎样布置为宜?**

(1)室内装修应选用天然、无毒材料,地砖应选用防滑、易清洁的。

(2)房间色彩应明快、安宁,避开冷色调,使室内富于欢乐和温暖感。

(3)居室内宜选用稍深颜色的家具,不宜选用浅色家具,尤其是玻璃或镜面玻璃家具,因老人视力减退,稍不慎就有被碰撞或划伤的危险。家具的高度要适宜,以免老人登高而摔伤甚至致残。床两边设有护栏,以防病人坠床受伤。

(4)厕所选用坐式马桶,并设有扶手架,地面要平坦干燥,无障碍物。

(5)保管好家中电源、刀剪、煤气等危险品,厨房上锁,住高楼的患者,阳台也应上锁,以防患者自杀。房间的门锁最好选用里外度可以用钥匙锁的,以免患者偷跑出去。

41 **古人有哪些反常健身法来增强记忆?**

(1)赤脚:我国古代对赤脚走路的体疗效果早有记载。由于人体大部经络皆通向足低,因此医学家认为赤脚走路有健身作用,即今日所谓的"足底反射"学说。

(2)倒立:历代僧侣的健身养心法。因倒立时浑身血液加快涌向头部,可使大脑清新持久,保持良好的记忆。

(3)倒走:古籍《山海经》中记载有倒走如飞的神仙中人。事实上,倒走确实能使人腰脊肌、膝关节周围的肌肉、韧带和股四头肌等得到充分锻炼。

(4)饿透:古代的普通健身法。饿透,即一日或两日不进食,仅以水疗饥。道家的"辟谷术",也即饥饿疗法。而据现代研究指出,人在饥饿状态中,思维能力更趋活跃、清新。

42 **什么是轻度认知功能障碍？**

一般情况下,随着年龄的增长老年人的认知功能不可避免的出现衰退,此间发生不同的生理和病理过程,形成不同的老年认知状态。正常的老年认知状态包括:成功老龄,即老年人认知能力没有衰退,甚至超过正常年轻人,有报道估计这部分人约占老年人群的 5%。另外一种就是多数人存在的正常老龄,即相对于年轻人认知能力呈下降趋势,但在没有病理过程影响的情况下,这种健康老化所致的认知改变是微小的、缓慢的,且不影响功能。

病理状态下的认知功能状态包括轻度认知功能障碍和认知损害较严重的痴呆。轻度认知功能障碍是相对于年龄和教育程度的记忆或其他认知功能减退,又不足以诊断痴呆,且日常生活能力完好的一种亚临床状态,是介于正常老龄和痴呆的一个过渡阶段。轻度认知功能障碍的患病率明显高于痴呆,因此轻度认知功能障碍具有发展为痴呆的高度风险。

43 **轻度认知功能障碍的临床特征有哪些？ 如何进行临床分型？**

轻度认知功能障碍临床表现为记忆力、语言功能,注意力、执行功能、视空间结构功能或计算力的减退在这些不同的认知领域中以记忆力减退是最主要也是最常见的临床表现。根据临床表现轻度认知功能障碍分为遗忘型和非遗忘型,前者最为多见,主要以记忆力减退为主,可伴或不伴其他认知功能障碍,此型往往发展为阿尔茨海默病。后者以除记忆力以外的其他认知功能减退为表现,如语言功能、执行功能,注意力或视空间结构功能的减退,此型可发展为额颞叶痴呆、Lewy 小体痴呆等。此外根据病程发展轻度认知功能障碍可分为进展型,随病程进展为痴呆;稳定型,认知相对保持稳定不变;另外则有一部分患者可好转恢复正常。

44 **轻度认知功能障碍是否需要治疗？**

轻度认知功能障碍是一组有明显的记忆障碍或轻度其他认知功能障碍,但不影响日常生活,介于正常老龄与轻度痴呆之间的一种临床状态。研究显示轻度认知功能障碍向痴呆的年转化率大约为 10%～15%,由于记忆功能损害是轻度认知功能障碍患者的核心症状,所以老年人若出现记忆力减退,不可麻痹大意,家属也不能轻率地认为老人只是"老糊涂了",应及时到医院就诊,以免贻误病情。一旦确诊为轻度认知功能障碍,也不必过于紧张,轻度认知功能障碍是一个不稳定的中间状态,病情可以好转也可进展为完全痴呆。对 MCI 进行早期积极干预治疗,可以改善或延缓其认知功能减退乃至发展为痴呆。

45 阿尔茨海默病是一种什么样的病？

阿尔茨海默病（Alzheimer 病，AD）又称老年性痴呆，由德国医生阿尔茨海默 1907 年首先报道而命名。AD 是一组原因不明的中枢神经系统原发性变性疾病，常起病于老年期或老年前期，多缓慢起病，病程呈进行性发展，以进行性智能缺损为主要临床表现。它的危害之处不在于让患者死亡，而是让得病的人逐渐失去知觉，直至最后变成一个植物人，往往给家庭和社会带来沉重的负担。

46 阿尔茨海默病有哪些临床表现？

阿尔茨海默病多起病于 60 岁以上，少数发生在老年前期，隐匿起病，常难以确定起病时间。记忆障碍是本病的首发症状，初期记忆障碍以学习新知识和近记忆能力受损为特点。同时，判断力下降，患者对问题不能进行推理，对工作和家务常漫不经心，尽管能操作熟悉的日常工作，但任何新的要求都会力不从心。情感淡漠和多疑也可为早期症状。言语障碍呈特殊模式，表现为找词困难和说话冗赘而空洞；随病情发展，表达能力日益受损，命名不能明确，阅读理解能力受损，但朗读力可保留。疾病中晚期可发生模仿语言、重复语言，至晚期声音低微、听不清内容，最后发展成为完全性缄默。精神障碍多出现在阿尔茨海默病的中晚期，可表现为注意力涣散、解决问题能力、人际交往技能、逻辑和推理都进行性受损。患者常面无表情、情感淡漠、或出现抑郁症状；出现妄想症状时，妄想不系统也不固定。此外，也可出现幻觉、错觉、冲动行为；大、小便失禁，失眠和性功能障碍等。

47 阿尔茨海默氏病最主要的危险因素是什么？

衰老是阿尔茨海默氏病最主要的危险因素。由于预期寿命年的增加，痴呆患者的人数每 20 年翻一番。2000 年美国一项流行病学调查显示，在 60～64 岁之间，阿尔茨海默氏病患病率低于 1％，但它随年龄的增高呈指数上升。西方国家 85 岁以上老人中的患病率在 24％～33％之间。阿尔茨海默氏病在 65～74 岁之间，大约占 7％；在 75～84 岁之间，大约占 53％；在 85 岁及以上人群中约占 40％。关于发展中国家的流行病学资料很少，但是大约 60％的痴呆患者生活在这些国家。

对 65 岁以后发生的阿尔茨海默氏病，遗传学作用仍持续发挥作用。而环境因素对 85 岁以上老人的影响越发重要。

48 假如直系亲属患有阿尔茨海默氏病，那么自己患病的风险有多高？

直系亲属患有阿尔茨海默氏病，那么自己相当于携带了一个 ApoEε4 等位基因。流行病学调查发现，在 85 岁之前，患有阿尔茨海默氏病的非裔美国人直系亲属患病风险是白人的 1.6 倍，表明遗传几率可能与人种有关。大样本孪生子研究表明，散发性阿尔茨海默氏病的遗传可能性几乎达 80％。

49 阿尔茨海默病的血管性因素有哪些?

大量流行病学研究显示,多种血管性因素是阿尔茨海默病的危险因素,包括与心脏疾患相关的危险因素,如高血压、心肌梗死、心房颤动及动脉硬化;与外周血管病有关的危险因素,如糖尿病及酒精相关性疾病;与大脑相关的危险因素,如高血压、缺血性脑卒中、静息卒中及脑外伤等。这些血管性危险因素中以心脏病、中风及动脉硬化与阿尔茨海默氏病的发病最为密切,此相关性不仅在阿尔茨海默氏病发病时存在,在认知功能下降前数十年也存在。血管性因素主要通过影响大脑灌注促进痴呆发生。

50 临床如何诊断阿尔茨海默病?

可根据下列诊断标准:

(1)记忆力障碍:主要表现为近期记忆障碍,刚讲过的人名或地名,几分钟就忘记,以后逐渐发展到对过去的事情也发生遗忘。

(2)下述四项中至少有一项:

① 抽象思维障碍:如思考复杂问题困难,对日常知识理解减退。

② 判断力低下:讲不出一千克铁和一千克棉花有什么不同或相同处。

③ 大脑皮质高级功能障碍:如失语(言语障碍)、失认(不能识别人物)、失用(不会用日常用品)、失结构(不会描绘立体图形或搭积木等)

④ 人格改变。

(3)社交和工作能力下降。

(4)意识清醒。

(5)无特异性器质因素存在。

51 如何识别阿尔茨海默病的早期临床表现?

阿尔茨海默病患者不仅表现在记忆缺失,还包括认知力减退,如思维能力、理解力及行为改变。下面列出一些关于 AD 病的早期征象:① 记忆障碍。② 计算力下降。③ 时间、空间定向障碍。④ 语言障碍。⑤ 理解力和判断力下降。⑥ 情感或行为障碍。⑦ 缺乏主动性。

52 抽血化验能否查出早期阿尔茨海默病患者?

阿尔茨海默病是一种多因异质性疾病,它的早期诊断是其治疗和预后好坏的关键关键。目前从血液和脑脊液中发现一些具有诊断和鉴别诊断意义的生化及免疫指标,如 β-如 β-淀粉样蛋白(β-AP)、Tau 蛋白(Tau)、载脂蛋白 E(ApoE)等,有望成为 AD 早期诊断极有价值的指标。但可靠的生化检测手段而目前尚无法得到,如 ApoE4 等位基因是 AD 的一个高危因素,但仍有 36% 的 AD 患者并无此等位基因。最新研究发现 AD 患者脑脑脊液中 β-淀粉样蛋白降低,Tau 蛋白升高,而非 AD 患者 β 淀粉样蛋白水平高,Tau 蛋白水平低,但是,仍有一部分人群这两个指标同时升高或降低。因此,目前尚不那通过过抽血化验查出早期 AD 患者,临床 AD 的确诊尚需得到脑组织的解剖病理学检查的证实。

53 血管性痴呆是怎样的疾病?

血管性痴呆是由于脑血管疾病和心血管病变的原因,因缺血性、缺血性组织的缺氧和出血性脑损害所导致的认知丧失。其诊断的要求:① 认知丧失(常以皮质下为主);② 影像学证明有血管性脑损害;③ 除外痴呆的其他原因,如阿尔茨海默病。

54 哪些疾病与血管性痴呆有密切关系?

与血管性痴呆发病有关的主要疾病多为心脑血管系统疾病,主要有:脑动脉粥样硬化、高脂血症、高血压病、糖尿病、冠心病、多发性脑梗死、腔隙性脑梗死、脑出血、风湿性心脏病、心房纤颤。

55 血管性痴呆的危险因素有哪些?

血管性痴呆的危险因素包括:① 老龄;② 卒中;③ 脑萎缩;④ 高血压;⑤ 糖尿病;⑥ 心肌梗死史;⑦ 低教育。

56 血管性痴呆如何预防和治疗呢?

(1) 预防策略:控制高血压、控制糖尿病、抗凝治疗、抗血栓治疗、控制胆固醇水平,以上几种预防措施可以减少脑血管疾病的发生,因此可以减少血管性痴呆的发生。

另外,宣传关于血管性痴呆的卫生知识,让大家从知识中了解如何预防,并在日常生活中执行。如适当增加脑力劳动,增加思维训练,看报、读书、计算等。

(2) 认知症状的治疗:血管性痴呆的治疗措施主要有三方面:

对因治疗:一项可用于初级卫生保健的血管性痴呆预防措施。血管性痴呆多由脑血管疾病引起,尤其是缺血性脑血管疾病。因此,治疗脑血管疾病是预防血管性痴呆的关键。

延缓进展:这需要对患者的病情改善情况进行长期的随访观察。但至今此类报道较少。

改善症状:是目前被证明有效的治疗措施。如钙拮抗剂、脑循环促进剂、改善脑组织代谢药物、作用于神经递质的药物、神经保护剂

(3) 行为和精神症状的处理:可对症处理,注意药物不良反应。

57 帕金森病痴呆常见吗?

帕金森病患者随着病情的逐渐发展,常合并有一种或多种认知功能损害,在帕金森病的中、晚期部分患者常伴有痴呆的表现,我们称之为帕金森病痴呆,帕金森病患者常由于面具脸及抑郁情绪而掩盖其痴呆症状,不易被家属及医生识别。随着神经心理学检测方法的不断完善及帕金森病患者生存期逐渐延长,痴呆已成为帕金森病的突出症状之一。目前认为痴呆在帕金森病患者中是普遍存在的,尤其在患者死前 2 个月~5 年最为明显。近年来帕金森病痴呆已越来越受到人们的关注。Marder 认为帕金森病痴呆将可能是导致老年期痴呆的第三大常见病因。

目前认为约有 20%左右的帕金森病患者将伴有痴呆,远远高于普通人群,帕金森病患者发生痴呆危险度大约是同年龄、性别对照人群的 4 倍。帕金森病痴呆好发于65~75 岁年龄段。

58 帕金森病痴呆的主要特点是什么?

帕金森病痴呆患者早期主要表现为静止性震颤、肌强直、运动迟缓等帕金森病的锥体外系症状,随着病情的逐步进展,部分帕金森病患者会出现单一或多种认知功能损害以及痴呆的表现。帕金森病痴呆总体属于皮质下痴呆,以认知功能障碍、记忆力减退、思维迟缓、注意力及执行功能障碍等皮质下损害症状较突出,容易伴有抑郁、人格改变和情绪波动、视幻觉和妄想等精神障碍,而失语、失认、失用等皮质损害的表现相对较少且轻。

59 如何诊断帕金森病痴呆?

帕金森病痴呆的诊断标准目前尚未统一。目前诊断主要依据临床表现,患者具备典型的静止性震颤、肌强直、运动迟缓等帕金森病症状以及皮质下痴呆的症状,如认知功能障碍、记忆力减退、思维迟缓、注意力及执行功能障碍等,必要时可进行一些神经心理学测验,一般诊断比较容易。

由于帕金森病痴呆是原发性帕金森病所致的痴呆,一些原发性神经退行性病变会表现为帕金森病样症状如运动迟缓、强直、震颤和步态异常,而且往往伴有不同程度的认知功能障碍,这些疾病被称为帕金森叠加综合征,因此在诊断时应排除这些综合征所致的痴呆(帕金森—痴呆综合征)。

60 什么是路易体痴呆?

路易体痴呆是发病率仅次于老年性痴呆的原发性变性痴呆,占老年期痴呆总人数的 20%。路易体痴呆的病理特点是在皮质下和大脑皮质中有 Lewy 小体,且有老年斑以及神经元纤维缠结。路易体痴呆的主要特点是进行性的认知功能下降,且此种下降已经严重影响患者的正常功能。与老年性痴呆患者因获得新知识和整合困难而引起的记忆损害相比,路易体痴呆患者的记忆损害较轻,表现为回忆的障碍,一般主要表现为注意力、执行功能和解决问题的能力、语言流畅性以及视空间能力的缺陷。鉴别诊断上应该注意与帕金森病痴呆的鉴别,两种病的病因有一定的相似性而较难鉴别。帕金森病痴呆也可产生视幻觉及精神症状,但出现较晚,一般认为如果锥体外系症状出现一年以上才出现的认知功能受损以至痴呆者,帕金森病痴呆的可能性大。

61 路易体痴呆的核心症状是什么?

路易体痴呆有三大核心症状:

(1)认知功能的波动性,并有注意力和反应力的明显变化。在早期,患者可能会经历在正常的表现中间有明显认知功能障碍,持续,持续时间从几分钟到几周。照料者往往反映患者表现为嗜睡、对周围事物认知功能下降、脑中一片空白、醒觉障碍,以及明显的注意力和反应力变化。

(2)反复的视幻觉。病人在自己的房间内看到有人或动物,或在墙壁上、天花板上看到抽象的图案,伴随不同的情感反应,如愉悦、恐惧或淡漠。

(3)帕金森综合征不自主运动的表现。典型的肢体震颤常常比较轻,而动作僵硬表现明显,常常伴有讲话声音低、身体前屈姿势以及步态缓慢、拖地。

62 什么是皮克(Pick)病?

Pick 病是额颞痴呆中常见的一种类型,是一种以大脑额叶或额颞叶为主的进行性变性疾病。病理可见局限性不对称的额叶或额颞叶萎缩,脑室扩大,尤以侧脑室角明显,皮质其他部位萎缩较轻。

60 岁左右起病,早期出现语言受损;进行性痴呆,人格障碍突出,伴有记忆和认知功能障碍;在记忆障碍之前常先有行为异常;有额叶病变的特征,如欣快、情绪反应不明显、社交能力差、失抑制及淡漠或不安等;CT 或 MRI 显示额叶和/或颞叶萎缩,与阿尔采默氏病不同,其额叶特征较颞、顶叶明显;组织学可以找到 Pick 细胞和神经细胞浆内可发现嗜银小体——Pick 小体。

▦▦▦ 第九章

进食障碍与肥胖症

❶ 什么是进食障碍？

进食障碍主要指以反常的摄食行为和心理紊乱为特征,伴有显著体重改变和/或生理功能紊乱的一组综合征。主要包括神经性厌食、神经性贪食和神经性呕吐。进食障碍的重要特征是:对于身体的重量、体形、尺寸存在感知障碍;为适应对身体的感知,行为上采取控制或减低体重。

❷ 进食障碍的发生受哪些方面的影响？

患者家族中的遗传因素和个性特征会有影响,他们的特点包括追求自我控制、追求完美和独特;爱幻想,不愿长大等。在青春期即容易表现出自主性和依赖性的强烈冲突,引发进食的问题。

在现代社会文化观念中,把女性的身材苗条作为自信、自我约束、成功的代表。所以青春期发育的女性在追求心理上的强大和独立时很容易将目标锁定在减肥上。而媒体大力宣传减肥的功效,鼓吹极致身材人人皆可拥有,也让追求完美、幻想极致的女孩更容易陷进去。

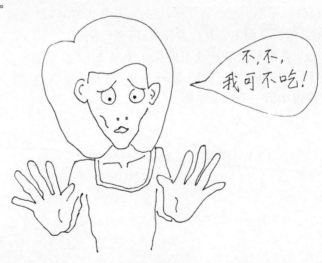

116

③ 家庭因素对进食障碍的形成有哪些影响？

家庭因素在进食障碍的疾病形成过程中起着重要作用，常见的"进食障碍家庭"有几种特点：

（1）家庭成员的情感紧紧纠缠在一起，无法分清彼此——"爱着你的爱，痛着你的痛"；

（2）父母对孩子过度保护；

（3）父母冲突，孩子卷入其中，背负过重的负担；

（4）家庭模式僵化，无法适应孩子的发展——永远用对待婴儿的方式对待长大的孩子。

有些患者可能以异常的进食行为来反抗父母的过度控制和过度保护；或以节食为手段达到对父母的反控制，以此作为解决家庭内冲突的一种方法。还有的患者依赖性强，对母亲过于密切、依赖，而以自我控制进食作为自己独立的象征。

④ 神经性厌食症有哪些临床表现？

神经性厌食症的核心症状是怕胖而有意节食。有的患者还利用运动、呕吐、导泻等手段减轻体重。有些患者骨瘦如柴，但仍认为自己很胖，存在明显的认识偏差。有的患者存在间歇发作的暴饮暴食，事后后悔并做自我诱导或不经诱导吐出。

⑤ 神经性厌食症患者身体会出现哪些不适表现？

身体上可见消瘦，皮下脂肪明显减少，皮肤粗糙，还会出现心动过缓、头昏、低血压、低体温等，严重患者可因低蛋白血症而出现水肿，有的因衰竭或合并其他躯体疾病而死亡。另外内分泌功能紊乱也很常见，男的性欲减退或阳痿、女的闭经。如发生年龄较早，也可以出现发育不良或停滞。

⑥ 神经性厌食症患者有哪些心理障碍表现？

（1）追求病理性苗条：常见的方法有限制进食、进食后抠吐或呕吐、过度锻炼运动、滥用泻药、减肥药等。

（2）体像认知歪曲：对自身体像认知歪曲，对自己体形和体重有不正确的认知；对自身胃肠刺激的感受的认知也表现出异常，缺乏饥饿感，否认疲劳感；对自身的情绪状态如愤怒和压抑缺乏正确的认识；否认病情是该症的另一个显著特征。

（3）其他异常：神经性厌食症可伴有抑郁心境、情绪不稳定、社交退缩、易激惹、失眠、性兴趣减退或缺乏、强迫症状等表现。小部分患者承认有窃食行为；1/3 至半数患者有发作性贪食。

7 **神经性厌食症如何治疗？**

不少患者往往不认为自己有病，不配合治疗，所以治疗较为困难。治疗的一般原则是纠正营养不良，增加体重，同时或稍后开展心理和药物治疗。

（1）心理治疗：主要采用认知、行为、家庭治疗。认知治疗的主要目的是改变不良认知，消除对肥胖的过分担忧、体象障碍、自卑等。行为治疗常采取阳性强化法，逐步建立起良好的进食习惯，达到目标体重。体重增加宜循序渐进的方式，每周 1.0～1.5 kg 为宜。强调与病人一起制订饮食计划，增加依从性。家庭治疗主要是调整家庭成员的相互关系，改变不良的家庭动力模式，因为这样的家庭往往存在对患者过度控制、过度保护等问题。有证据表明，基于家庭的治疗是儿童青少年患者的最佳疗法。

（2）躯体治疗

① 恢复体重：提供高热量饮食或/和静脉营养，足够的维生素和微量元素；餐前肌注胰岛素增加食欲。

② 药物治疗：以抗抑郁药物为主，可取得一定效果。

8 **什么是神经性贪食症？**

神经性贪食症是一种以暴食和清除为特征的疾病，患者有反复发生和不可抗拒的摄食欲望及暴食行为，随后为了防止体重增加而采取不正当的补偿性清除。

9 **神经性贪食症有何临床表现？**

神经性贪食症的核心症状是难以克制的暴食。暴食可以发生在情绪低落、焦虑时，也可以发生在没有明显情绪障碍时。发作时进食量大速快，甚至吃到"再也吃不下"为止！事后因害怕体重增加，而采取"抵消"措施，如：过度运动、诱发或自发呕吐、导泻、服用利尿剂或/和减肥药。但典型的神经性贪食症患者体重往往在正常范围。

患者的暴食行为常常是偷偷进行的。暴食后可出现内疚、自我贬低、担忧、情绪低落或焦虑，甚至消极自杀意念或行为。部分患者可以伴有偷窃和欺骗行为。

10 **神经性贪食症如何治疗？**

（1）心理治疗：有认知行为治疗、精神分析及家庭干预，改变患者对体型、体重的不恰当看法，改善抑郁情绪，减少贪食行为。

（2）躯体治疗

① 营养状况的恢复及对症治疗：按照患者目前的营养状况、实验室水和电解质检查结果、目标体重等因素来确定需每天补充的营养物种类、数量。

② 药物治疗：抗抑郁药及抗精神病药物可有效改善患者的贪食行为。

11 什么是神经性呕吐?

神经性呕吐患者一般在进食后呕吐,无明显恶心及其他不适,以后在类似情况下反复发作。患者否认自己有怕胖的心理和要求减轻体重的愿望,对自身的健康很关心,常常在呕吐后进食,甚至边吐边吃,呕吐不影响下次进食的食欲。患者因总的进食量不减少,故体重无显著减轻,无内分泌紊乱等现象。

神经性呕吐与心理社会因素有关,通常在紧张、心情不愉快、内心冲突等情况下发生。部分患者个性具有自我中心、易受暗示、易感情用事、好夸张做作等特点。

12 神经性呕吐如何治疗?

神经性呕吐的治疗需要心理治疗结合药物治疗。通过澄清与神经性呕吐有关的心理社会性因素,帮助患者理解呕吐的心理学意义,进行针对性的解释、疏导、支持治疗;也可采用认知—行为治疗、厌恶治疗或阳性强化等行为治疗减少呕吐行为。药物治疗方面,根据呕吐轻重及化验检查水电解质、酸碱平衡结果,进行对症支持治疗,如予以维生素、能量合剂等;对呕吐症状进行对症处理,小剂量舒必利静脉滴注对呕吐有效,具有抗焦虑作用的药物,如抗抑郁剂、抗焦虑药对缓解症状也有一定帮助。

13 进食障碍患者饮食需注意什么?

（1）定时进餐:三餐形成规律,消化系统才能张弛有度地"工作"。零食不能吃得过多,更不能代替正餐。零食不能想吃就吃,应该安排在两餐之间或餐后。

（2）节制冷饮和甜食:冷饮和甜食饱腹作用强,影响吃正餐,所以要有节制,最好安排在两餐之间或餐后 1 小时内。

（3）合理搭配、讲究烹调方法:为了促进食欲,烹饪时要注意食物的色、香、味、形,这样才能提高就餐兴趣。

14 进食障碍为什么多发生在青春期?

进食障碍多发生于青春期或青春期后,这个时期的个体处于发展自身能力的关键时期,尤其学业往往是患者和家属最关注的问题,很多家长和患者都选择了拖延就诊,或疾病稍有起色就把精力转入学业。我们的观点是:进食障碍本身就是成长过程受阻的一个标志,同样是成长过程中必须完成的任务,在克服障碍的过程中得到的成长是值得花时间和精力去争取的。

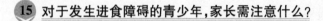

15 对于发生进食障碍的青少年,家长需注意什么?

很多进食障碍患者不愿承认患病,尤其是患者的父母,由于病耻感或担心孩子受刺激等原因而不愿跨进精神专科医院的大门,在孩子急需治疗的时候犹豫不定,由此贻误治疗时机。我们的观点是:对待一个骨折了的孩子,多数父母都会毫不犹豫地把孩子抱进医院,不管孩子有多么不情愿;那么对待您患了进食障碍的孩子,请怀着同样的态度,停止否认、停止回避,您的态度可以影响孩子,帮助他们尽早正视自己的疾病,从而迈出治疗的关键一步。

进食障碍是以进食的异常为表现形式的,解决问题的根本却在于症状背后的心理问题,治疗要"先解决心理问题"。

16 什么是肥胖症?

临床上,体内贮积脂肪量≥理想体重的 20％称为肥胖。肥胖症是指体内脂肪堆积过多和(或)分布异常,体重增加,是一种多因素的慢性代谢性疾病。我国肥胖问题日趋严峻,超重和肥胖的人群增长很快,成人超重率为 22.8％,肥胖率为 7.1％。根据预测,我国 7～18 岁儿童青少年肥胖检出率男性将达到 18.46％,女性为 9.18％。由于肥胖本身及其相关疾病对健康的危害,肥胖症可损害患者的身心健康,生活质量下降,预期寿命缩短,肥胖症已逐渐成为重要的世界性健康问题之一。

17 肥胖对人体有危害吗?

肥胖症的临床表现包括肥胖本身的症状和并发症的症状。肥胖症发生代谢综合征的危险性增高。肥胖症的并发症包括睡眠呼吸暂停综合征、静脉血栓等,与肥胖症密切相关的一些疾病如心血管病、高血压、糖尿病等患病率和病死率也随着体重增加而增加。肥胖症患者恶性肿瘤发生率升高,肥胖妇女子宫内膜癌比正常妇女高 2～3倍,肥胖男性结肠癌、直肠癌和前列腺癌发生率较非肥胖者高。肥胖症患者因长期负重,易患腰背痛、关节痛,皮肤皱褶易发生皮炎、擦烂,并容易合并化脓或真菌感染。

18 肥胖对人心理有影响吗?

许多研究表明,肥胖儿童的个性、情绪、行为、社会适应能力及自我意识等方面都可能会出现一定的问题。肥胖学生心理问题检出率高于体重正常的学生。随着肥胖程度的加重,心理问题随之加重,人际关系敏感,焦虑、抑郁明显高于体重正常的学生。肥胖学生与人相处时容易不自在,交往缺乏主动性,长期不良情绪会导致生活兴趣减退,甚至自杀。肥胖成人心理健康状况较适宜体重者差,表现为人际敏感、抑郁、恐惧、精神病性症状明显。

19 为什么肥胖者减肥会这么难?

为什么肥胖者难以拒绝巧克力、薯条等这些高热量食品? 当停止食用这些食物时,会表现出不适,例如焦虑、抑郁等,因为他们是对这些食物成瘾了。

研究发现超重者的大脑奖赏系统对食物,甚至是诱人的垃圾食品都反应微弱。奖赏回路被抑制,使肥胖者情绪低落。如何克服这种情绪呢? 只有吃更多的美食,才能获取暂时的快乐。这就形成了一种恶性循环:肥胖者只有通过过量进食,才能体验到普通人在正常饮食中就能享受到的愉悦感。

理论上说,减肥只需要减少一定的热量摄入即可,但是由于这种"食物成瘾"存在,大多数的减肥者始终都吃太多了。如果肥胖者根本的问题是上瘾,那么是做胃分流手术不大可能有效。

20 肥胖症患者饮食上如何控制?

饮食治疗:主要是通过限制能量的摄入量,使总热量低于消耗量以减轻体重。应注意减肥并非简单地减轻体重,而是去除体内过多的脂肪,并防止其再积聚。合理膳食包括改变膳食结构和食量。减重膳食的主要含义为低能量、低脂肪、适量优质蛋白质、含复杂碳水化合物(如谷类),并吃足够的新鲜蔬菜(400～500 g/d)和水果(100～200 g/d)。在膳食营养平衡的基础上减少每日摄入的总热量,即在满足人体对营养素需要的基础上,使热量的摄入低于机体能量消耗,使身体内一部分脂肪氧化,以供机体能量消耗。注意饮食的能量密度,选择体积较大而能量相对低一些的食物,如蔬菜和水果富含维生素和矿物质,体积大而能量密度低,有饱腹感而不致摄入过多能量。注意限食并非单纯限制谷类主食量,不鼓励也不能长期采用极低热量饮食。

21 如何对肥胖症患者进行心理治疗?

行为治疗应是其主要的治疗方式。行为治疗由临床医师、心理学家、营养医师和护士组成指导小组,取得家庭配合,了解肥胖症患者的生活习惯及肥胖史,指导患者制订具体可行的计划,包括建立节食意识,每餐不过饱,尽量减少暴饮暴食的频度和程度,教会患者自我监测,书写饮食日记。从饮食处方开始,逐步建立咨询、定期回访和制订切实可行的行为干预治疗计划。行为治疗的内容包括食物行为(选购、贮存、烹饪),摄食行为(时间、地点、陪伴、环境、用具、菜单)。医疗小组应充分取得患者信任、理解、合作和坚持。

121

22 肥胖症患者如何体育锻炼?

体育锻炼应与饮食治疗同时配合,并长期坚持,否则体重不易下降,或下降后又复上升。提倡由大肌肉群(如股四头肌、股二头肌)参与的有氧运动。通过多种途径开展健康教育,改变人们的观念,将体力活动视为现代文明、提高体质、有益健康的必要条件,尽量创造多活动的机会。鼓励多步行,每天走路 30~45 分钟可增加能量消耗 418~837 kJ(100~200 kcal)。视个人情况,运动量和持续时间应恰当,并循序渐进。

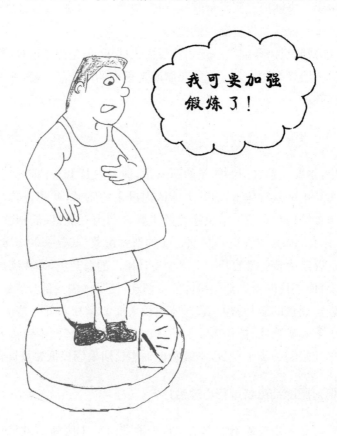

第十章

酒依赖

节日庆典、婚嫁丧娶、家人团圆、老友相聚,深夜看一场精彩的球赛,又或者只是想劳累之余放松一下,这些场合怎么能没有美酒的陪伴呢? 酒一直是中国文化中不可或缺的重要元素。历史上有刘伶醉酒三年、李白醉酒捉月、赵匡胤杯酒释兵权等典故,而民间更有"无酒不成宴"的说法。

1 适量饮酒有益健康吗?

很多人认为少量饮酒对身体有益。研究者也的确发现适度饮酒可能减少冠心病的发生,这主要得益于适量的酒精可能增加血液中高密度脂蛋白的含量,这是一种"好的"血脂,它能够减少血栓形成,防止冠心病发生。然而,对于那些有躯体问题并且目前在服药的人,我们并不推荐饮酒。而且,我们也并不推荐您仅仅是为了健康而开始饮酒。

2 过量饮酒有哪些危害?

如果是一次饮酒过度或长期酗酒又会怎么样呢? 长期大量饮酒可能导致成瘾,而且滥用酒精会损伤内脏器官,酒精还会直接损害你的大脑组织,对情绪、人格、记忆和学习能力都会产生明显的损伤。美国学者的调查发现,大约有10%的成年人存在风险饮酒的问题。

3 喝酒对大脑有哪些影响?

大脑的结构十分复杂,各系统间的相互作用对于人身体的功能(思考、呼吸、运动等)具有重要意义。脑内各系统间的连接是通过数亿万计的神经细胞构成的,其中神经递质起到了细胞间传递信息的作用,大脑通过平衡神经递质以调控个体身体的正常节律。酒精会减慢神经递质的传递,进而影响大脑功能。现有的脑影像学研究、心理测试研究和动物实验研究揭示了酒精对情绪、人格以及学习和记忆功能的改变。

123

4 怎么知道饮酒是否适量呢？

我们首先要了解标准酒精单位的概念，1 个标准酒精单位包含大约 14 g 纯酒精，换算成经常饮用的酒精饮料，大致相当于：355 mL 啤酒（大约 5％酒精）、237～266 mL 麦芽酒（大约 7％酒精）、148 mL 红酒（大约 12％酒精）、44 mL 白酒（大约 40％酒精）。根据美国饮食指南，女性每天饮酒以不超过 1 个酒精单位、男性每天饮酒以不超过 2 个酒精单位较为适宜。男性每天饮酒不超过 4 个单位且每周不超过 14 个单位，女性每天饮酒不超过 3 个单位且每周不超过 7 个单位是饮酒的低风险状态，不会对身体造成较大危害。如果超过上述限定饮酒量，我们就称之为风险饮酒。

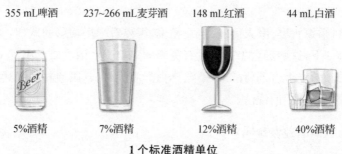

355 mL啤酒	237~266 mL麦芽酒	148 mL红酒	44 mL白酒
5%酒精	7%酒精	12%酒精	40%酒精

1 个标准酒精单位

5 喝酒对不同的人影响为什么不一样？

不同的人对酒精反应不同，这是因为有些因素可能影响脑对酒精的反应。这包括：

（1）饮酒量和饮酒频度：喝得越多越频繁，你的脑就越容易受到损伤。

（2）基因背景和饮酒家族史：某些人对酒精反映强烈，而酗酒者的孩子更容易成为酗酒者。

（3）身体健康状况：如果你有肝脏或营养问题，酒精的作用会持续较长时间不减退。

6 酒精引起的脑损伤是可逆的吗？

每年保持数月的不饮酒可以使酒精导致的脑损伤部分恢复。节制饮酒也可以逆转酒精引起的损害，如思考、问题解决、记忆和注意的能力会有所恢复。

7 酒精对对心脏有影响吗？

心血管疾病是最常见的疾病，然而大众并不完全了解酒精和心血管疾病之间的关系。一方面，研究者早已发现大量饮酒会损害心脏，不管是长期大量饮酒还是一次暴饮都会增加心血管疾病发生的风险；另一方面，研究者最近发现适度饮酒可以减少冠心病的发病风险。

饮酒引起的心脏问题包括：

（1）酒精性心肌病：长期大量饮酒会使心肌衰弱，引起酒精性心肌病。酒精性心肌炎可能表现为气短、呼吸困难、疲劳、下肢水肿、心律失常等，并可能引起心力衰竭。

（2）心律失常：单次饮酒或长期饮酒均可能影响心跳的速度。心脏跳动受到自身节律系统的控制，而酒精会导致这个节律调节系统失调，从而引起心跳过快或节律改变。饮酒可以导致两种类型的心律失常，包括房颤和室性心动过速。

（3）卒中：血液无法到达大脑时即发生脑梗死或脑出血。即使没有冠心病，饮酒也可能导致卒中发生。酒精引起的高血压、心律失常以及心肌病均是导致卒中发病率增加的危险因素。

（4）高血压：大量饮酒会促进某些应激激素释放，影响血管平滑肌功能，收缩血管，并导致血压升高。

8　饮酒对肝脏有影响吗？

长期饮酒会导致脂肪肝，这是酒精性肝病的早期阶段，也是最常见的酒精所致的肝脏疾病。过分堆积的脂肪会加重肝脏负担并导致酒精性肝炎。对有些患者来说，酒精性肝炎并不会有什么不舒服。另一些酒精性肝炎的患者可能出现发热、食欲不振、乏力、腹痛甚至是精神错乱。此外，酒精还能能引起肝硬化甚至是肝癌。

统计学发现，大约 1/5 的重度饮酒者会出现酒精性肝炎，其中 1/4 的患者会进展为肝硬化。吸烟、节食和营养不良均会加重酒精对肝脏的损伤。

9　饮酒对胰腺有影响吗？

频繁过度饮酒会损害胰腺细胞，影响胰腺和胰岛的代谢过程，从而导致胰腺炎的发生。急性胰腺炎发生时，可能会有剧烈的腹痛、恶心、呕吐、心率增快等表现，而严重者可能因此而丧命。尽管急性胰腺炎可以治愈，但部分患者会进展为慢性胰腺炎，主要表现为消化功能低下以及血糖异常。

10　长期饮酒与癌症的发生有关吗？

美国国立癌症中心的研究显示，长期饮酒可能导致口腔、食管、咽、喉、肝脏及乳腺等部位的癌症发生风险增加。

11　测试一下自己有没有酒精滥用和酒精依赖的问题？

在过去的一年里，你是否：

☐ 喝酒越来越多或喝酒时间越来越长

☐ 多次尝试减少饮酒量或戒酒，但是都失败了

☐ 不止一次在酒后将自己置于容易受伤的境地,比如酒后驾驶、游泳、操作机器、在危险的地方步行或不安全的性行为

☐ 需要喝更多的酒才能达到以前少量饮酒就能达到的效果,或者发现自己按照以前的饮酒量不能达到相同的效果

☐ 尽管喝酒已经引起了焦虑、抑郁、其他健康问题,或导致记忆空白,仍继续喝酒

☐ 尽管喝酒引起了家庭或社交问题,仍不停止喝酒

☐ 因为喝酒而出现家庭、工作或学习问题

☐ 因为喝酒而放弃以前感兴趣的,或能给自己带来快乐的事情

☐ 在酒精的作用消退后出现戒断症状,比如睡眠问题、颤抖、坐立不安、恶心、出汗、心慌或抽搐

这份列表是根据专业的诊断标准而编订的,如果你已经有了其中的任何一个症状,那么你可能已经存在酒精滥用或依赖问题,应该及时寻求心理科医生的帮助。医生会根据症状的数量及严重程度,帮助你制订最优化的处理方案。

第十一章

疼痛障碍

1 你知道吗,疼痛本身就可以是一种疾病?

有些人以为小小的疼痛根本没什么,以为它和疾病没什么联系的,其实不然,疼痛本身就是一种疾病。按疼痛持续时间和性质,疼痛可分为急性疼痛和慢性疼痛。急性疼痛指短期存在(少于 3 个月)、通常发生于伤害性刺激之后的疼痛,通常由原发疾病引起,随着原发病的治愈,疼痛也随之消失。急性疼痛如果在初始阶段未得到完全控制,可能会发展为慢性疼痛。慢性疼痛常在原发疾病治愈后,疼痛仍持续存在,并呈进行性加重趋势,可在没有任何确切病因或组织损伤的情况下持续存在,此时机体的病理、生理变化与原发疾病完全不同。世界卫生组织已明确指出:急性疼痛是症状,慢性疼痛是疾病。临床上把具有以"疼痛"为主要症状的疾病称为"疼痛性疾病",简称"疼痛病"。

2 疼痛和心理有怎样的关系?

疼痛还是一种复杂的生理心理活动,它包括两个成分:一个是伤害性刺激作用于机体所引起的痛觉,另一个是个体对伤害性刺激引起痛的心理体验,并伴随有较强烈的情绪色彩,表现为一系列的躯体运动性反应和植物内脏性反应。

而最不能忽视的几种疼痛是:急性腹痛、急慢性腰疼、颈肩部疼痛、胸痛、乳房疼痛、糖尿病性末梢神经痛、胯骨痛、足跟疼痛等。

3 你有心理性疼痛吗？

当你出现类似表现时，就可以考虑从心理角度对疼痛进行分析和治疗了。

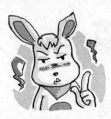

① 你知道吗？有一种
"看不见"的疼痛

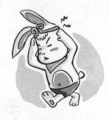

② 异常焦虑，头部就像孙悟空
戴的紧箍咒一样痛

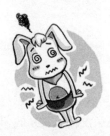

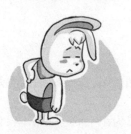

③ 受到刺激会出现剧烈的躯体症状　④ 苦于找不到病变部位，让治疗无从下手

4 为什么说慢性疼痛可能是心理疾病的信号？

　　慢性疼痛虽然不如急性疼痛那么令人"痛不欲生"，但它的持久性与医生的束手无策，往往使患者的痛苦加重。实际上，许多查不出器质性原因的慢性疼痛是心理疾病所致，这种由心理发出的信号往往被医生所忽视。一般说来，与心理疾病有关的疼痛包括紧张性疼痛、暗示性疼痛、抑郁性疼痛、焦虑性疼痛、疑病性疼痛、更年期综合征性疼痛。上述这些疼痛往往持续时间长，反复发作，虽然程度不特别严重，但因躯体治疗效果不佳而"折磨"着医生与病人。因此，当各科医生面临着临床上查无器质性证据的慢性疼痛时，要考虑到心理疼痛的可能性，有针对性地治疗，这才是根治这类疼痛的最佳途径。

5 诊断慢性疼痛综合征需要注意哪些问题？

　　对于慢性疼痛的诊断必须谨慎，需要查清以下几个问题：① 有无器质性因素；② 当事人的病前性格；③ 当事人的家庭及社会背景；④ 当前的心理状态，特别是情绪及动机状态；⑤ 以往治疗的情况。只有查明以上原因后才能肯定诊断，再有的放矢地进行治疗。

6 在慢性疼痛综合征中，心理因素起什么作用？

临床心理学认为，疼痛既是一种与刺激相联系的感觉，同时又具有个体的主观意义，它与注意力、情绪、动机以及以往经验等许多心理因素密切相关。例如，第二次世界大战在前线紧急手术时，只有33％的伤兵要求给予吗啡止痛，而在战后医院里，手术切口相似，却有80％的人手术后因疼痛要求给予止痛剂。这是由于不同的境遇及心理动机所致，战争期间求生的欲望及对死亡的恐惧占据主导地位，创伤的疼痛感便不那么强烈；然而在和平时期，手术则成为具有威胁性的刺激，因而体验到的疼痛感便严重得多。

疼痛的消除亦同样与心理因素有关，据调查，使用无药理作用的安慰剂也可以有效地缓解31％的人的疼痛感。

7 什么是紧张性疼痛？

这类疼痛常由心理冲突所致。人处于心理冲突或长期的精神压力状态时，如果不能很好地排解这些压力，除了可出现紧张、烦恼、失眠等症状外，也可表现为慢性疼痛。最多见的为头痛、背痛、牙痛或腰痛，这是一种解脱压力、摆脱窘境的心理转换方式。这种疼痛很明显的特点就是随着精神压力的变化而变化。

8 什么是暗示性疼痛？

心理暗示也可导致疼痛的产生。如某女工自感上腹部不适，到医院做上消化道造影时听到技师说："十二指肠有逆蠕动波（这是正常现象）。"此后病人上腹部便出现持续闷痛，伴有恶心、呕吐，并反复发作，但多项检查未查出器质性病因，最后经心理治疗方愈。

9 什么是抑郁性疼痛？

有学者认为，非器质性的慢性疼痛中大多是抑郁情绪所致。这类病人往往抑郁的感觉较轻，如仅表现为缺少愉快感或高兴不起来，但躯体疼痛却持续而顽固。这类疼痛早期以头痛最为常见，其程度和性质随心境变化而变化，而后可发展为躯体其他部位疼痛，如背痛、腹痛、腰痛。而病人往往认为心境抑郁是疼痛不愈的结果，而不是原因，有时可使缺少临床经验的医生忽略抑郁的病因作用。

10 什么是焦虑性疼痛？

焦虑可引起疼痛，常见为紧张性头痛，也可有背痛、腹痛、胸痛或肌肉痛。其特点是同时伴有明显的焦虑症状，如紧张、不安、心慌、气促、出汗等，疼痛部位不如抑郁症疼痛的部位固定。

129

11 **什么是更年期综合征性疼痛?**

这种疼痛往往涉及多个器官、多个部位,或是难以名状的疼痛,同时伴有植物神经紊乱的症状,情绪烦躁、易激惹。疼痛发生在更年期,女性多见。

12 **对于心理因素引起的疼痛如何治疗?**

治疗原则是消除与疼痛相联系的有关条件,强化正常行为,规律而合理地生活,并配以松弛疗法,必要时辅以药物治疗。

13 **有些非药物方法应对慢性疼痛能带来不良后果,你清楚吗?**

近年来一些非药物应对疼痛的方法逐渐被提出,但值得指出的是,一些方法可能伴有各种不良的后果和风险。(1)过食策略:有些慢性痛患者通过增加摄食量来应对疼痛。然而,有些患者会因体重增加而加重疼痛,如骨关节炎、风湿性关节炎以及腰背痛患者,通过进食来应对疼痛可能导致饮食增加—体重增加—疼痛加剧的恶性循环。(2)吸烟策略:吸烟是另一种不良的疼痛应对行为,它能够暂时缓解疼痛或应激,但潜在地造成远期的负性后果。疼痛与吸烟之间的互惠关系将最终导致疼痛加剧和吸烟加重。(3)电子日记:目前已经用移动电子设备对瞬时情绪和行为进行评估,包括对吸烟、工作压力以及进食障碍进行评估。运用电子日记对慢性颞颌关节炎病人进行为期2周的观察发现,当疼痛发作时,患者往往在一天之内采用多种不同的应对策略,最多的是放松和减少活动。

14 **有哪些控制疼痛的日常心理学方法?**

心理学的研究与临床的大量观察证明,心理因素既可以诱发与加强疼痛,也可以延缓与抑制疼痛。因此,利用心理因素控制疼痛是当今控制疼痛的四大方法之一(其他三种方法为外科手术、药物镇痛和生理学方法)。日常心理学控制疼痛的方法包括:自我暗示法、转移注意法、情绪稳定法、意志控制法。

自我暗示法:在疼痛时,患者自己口念或心里想:"一会儿就会不痛了",这往往会收到一定效果。特别在使用镇痛药物的同时,配合自我暗示法,能够大大加强镇痛药物的镇痛作用。

转移注意法:患者的注意力如集中于疼痛上,将使疼痛加重;把注意力从疼痛上转移到其他有趣的事物上去,如看电影、听音乐等,疼痛就会减轻甚至消失。

情绪稳定法:情绪稳定与镇静不仅使痛觉的感受迟钝,而且使痛反应减少。在疼痛时,保持情绪的镇定是控制疼痛的有效方法之一。

意志控制法:在坚强的意志和坚定的信心的支持下,对于严重的毁伤形体的疼痛,有着巨大的抗痛力量,以至能使其反应缓解。

15 **如何利用认知行为治疗缓解慢性疼痛？**

慢性疼痛是人群中比较常见的问题，是人们就医最常见的原因之一。此时最适选择的心理治疗是认知行为治疗。通过下列步骤，认知行为治疗可缓解慢性疼痛：① 直接积极增强疼痛行为；② 间接积极增强疼痛行为；③ 积极增强有益行为；④ 生理适应和作用；⑤ 认知的重新构建；⑥ 教育和授权。

■■■ 第十二章

精神分裂症

❶ 什么是精神分裂症?

精神分裂症是一种严重的脑部疾病,很多精神分裂症患者因为精神症状而致残。精神分裂症患者能听到其他人听不到的声音,他们认为周围人都企图伤害自己,有时候他们说话毫无逻辑。这种疾病导致他们不能继续工作,甚至生活都不能自理。

❷ 精神分裂症有哪些症状?

精神分裂症的精神症状有轻重之分,有三大类症状。

(1)阳性症状:指的是一个人正常思维的扭曲,表现出"精神病性"行为。有这些症状的人无法区分哪些是现实的,哪些是想象出来的。阳性症状包括:幻觉,妄想,思维障碍,动作行为障碍。

(2)阴性症状:指的是情感表达困难或异常。一个有阴性症状的精神分裂症患者,可能看起来像抑郁症。

(3)认知障碍:很难被观察到,但会导致患者难以工作或生活自理。

❸ 什么是幻觉、妄想、思维障碍、动作行为障碍?

幻觉指的是一个人看到了、听到了、闻到了或感觉到了实际上不存在的事物。幻听是精神分裂症最常见的症状。在家属或朋友意识到患者患病之前,幻听就可能已经存在了很长时间。

妄想指的是一个人相信不真实的事物。例如,他会认为收音机或电视上的人直接跟他讲话,有时候他会认为自己处于危险之中,其他人都试图伤害他。

与我们通常思考问题的方式不一样,思维障碍患者的思维失去条理性,有时他们的谈话会突然中断,有些人还会自创一些无意义的词语。

动作行为障碍表现为异常的躯体运动。患者会反复不断地重复某一个特定动作,与之相对应的另一个极端,患者会停止活动或言语,这比较少见,称作紧张综合征。

④ 精神分裂症阴性症状的患者会有哪些表现？

阴性症状患者的表现包括：用平淡的语调说话，没有面部表情，如微笑或皱眉，毫无乐趣，行为没有计划性和持久性，比如不能上街购物，很少讲话，甚至在需要时也是如此。

⑤ 精神分裂症认知障碍的患者有哪些表现？

认知障碍患者的表现包括：做决定困难，难以运用新知识，注意集中困难。

⑥ 青少年的精神分裂症会有哪些表现？

青少年也会患精神分裂症，但在疾病的起始阶段通常不会引起重视，因为青少年的症状表现不典型，与这个年龄阶段许多青少年存在的问题相似。但青少年如果有下面这些症状就要怀疑是否有精神分裂症：成绩变差，交往的朋友发生变化，睡眠困难，易激惹或情绪不稳定。

⑦ 精神分裂症如何治疗？

精神分裂症很难治愈，主要有两种治疗方法：药物治疗和社会心理治疗。

（1）药物治疗：抗精神病药物有很多种，采用哪一种抗精神病药，与病人的病情有关。有时医生会尝试几种抗精神病药来看哪一种适合病人。

介绍一种新型抗精神病药——阿立哌唑口腔崩解片（博思清）

博思清主要成分为阿立哌唑，主要用于治疗精神分裂症。用法是成人口服，每日一次。起始剂量为 10 mg，用药 2 周后，可根据个体的疗效和耐受性情况逐渐增加剂量，最大可增至 30 mg。此后，可维持此剂量不变。每日最大剂量不应超过 30 mg。服用方法：保持手部干燥，迅速取出药片置于舌面，阿立哌唑口腔崩解片在数秒内即可崩解，不需用水或只需少量水，借吞咽动作入胃起效，患者不应试图将药片分开或咀嚼。阿立哌唑与其他作用于中枢神经系统的药物和酒精合用时应慎用。阿立哌唑有增强某些降压药作用的可能性。CYP3A4 诱导剂（如卡马西平）将会引起阿立哌唑的清除率升高和血药浓度降低，CYP3A4 抑制剂（如酮康唑）或 CYP2D 抑制剂（如奎尼丁、氟西汀、帕罗西汀）可以抑制阿立哌唑的消除，使血药浓度升高。

（2）社会心理治疗：有助于患者正确对待疾病。社会心理治疗在药物起效后开始。

⑧ 抗精神药有哪些副作用？

抗精神药有一些副作用，多数情况下这些副作用在服药数天后会消失，有一些副作用持续时间会长一些。患者应该告诉医生与这些副作用，包括：视物模糊，不能自控的躯体运动，如颤抖、眩晕、困倦、心慌、烦躁不安、月经紊乱、光敏感、皮疹、肢体僵硬。

一些抗精神病药会导致体重增加以及其他一些健康问题，比如糖尿病、高血脂等。

另一些抗精神病药会导致运动障碍,患者无法控制自己的肌肉运动,特别是口周肌肉。患者要对医生报告这些不良反应,如果没有医生的遗嘱不要停药,因为突然停药会导致精神症状恶化。

9 精神分裂症的社会心理治疗包括哪些方法?

社会心理治疗包括:

(1)药物及酒精依赖治疗:与精神分裂症其他治疗同时进行。

(2)家庭教育:帮助整个家庭学会如何应对这种疾病,相互支持。

(3)疾病管理技巧:医生帮助病人学习有关疾病的知识及日常管理技巧。

(4)康复:帮助他们学会工作及日常生活的技巧。

(5)团体互助:参加精神分裂症患者及家庭组成的互助组织。

(6)心理治疗:与治疗师谈论如何与疾病共处,学会应对精神症状,如幻觉或妄想。

10 精神分裂症患者会有暴力冲动行为吗?

大多数精神分裂症患者没有暴力行为,只有极少数患者会出现这种情况。暴力行为通常发生在家庭中。

一些精神分裂症会有自杀行为,精神分裂症患者的自杀率明显高于其他人群。如果患者与你谈论自杀,应立刻带他就诊。

11 药物及酒精依赖对精神分裂症有何影响?

很多精神分裂症患者有违禁药物成瘾及酒精依赖。当精神分裂症患者药物依赖时,他们不可能遵守医嘱,执行治疗计划。医学专家认为药物及酒精依赖不会引起精神分裂症,但会引起抗精神病药的药效降低,并且一些成瘾药物如大麻会导致症状恶化。

精神分裂症患者吸烟也很常见,吸烟会导致抗精神病药药效降低。精神分裂症患者戒烟比较困难,因为戒烟会导致症状暂时恶化。医生会对那些主动想戒烟的精神分裂症患者提供帮助。

12 家属怎么去帮助患有精神分裂症病人?

家庭成员通常是精神分裂症患者的照料者,照顾精神分裂症患者是很难的,因为精神分裂症患者会不想治疗,会停服药物。如果患者停药了,你可能需要医院或警察的帮助。急诊科医生会对患者进行检查,再决定是否转诊至专科医生那里治疗。

我们要尊重精神分裂症病人,但这并不意味着纵容患者的危险行为。要与医生保持联系,告诉医生你的家人病情变化情况。

家属也要学会寻求周围人的帮助,与那些同样家里有精神病患者的人交流,这会对你的整个家庭有益。

第十三章

双相障碍

① 什么是双相情感障碍?

双相情感障碍,也叫躁狂抑郁症,是一种严重的脑功能障碍,它导致个体心境、精力和功能方面的改变。与每个人都经历的正常的心理起伏不同,双相情感障碍的症状更严重。双相情感障碍损害人际关系,降低学业及工作表现,甚至引起自杀。但是好消息是,双相情感障碍是可以治疗的,患者依然可以过上丰富多彩的生活。

② 双相情感障碍一般什么时候发病?

双相情感障碍常在青少年晚期及成年早期发病,至少半数病例发生于 25 岁以前。一些患者在童年期即出现首发症状,而有些患者可能在生命晚期才出现症状。双相障碍起病时难以发现。一些患者在确诊前常被疾病困扰多年。和糖尿病及心脏病一样,双相障碍是一种慢性病,需要长期规范治疗。

③ 双相情感障碍的症状特点是什么?

双相障碍会导致剧烈的情感波动,使人在过分的高亢和易怒到悲伤与无望之间反复,同时,常常有一个平稳的间歇期位于两者之间。精力和行为的剧烈改变常伴随着心境上的改变。心理起伏的高潮期和低谷期分别叫作躁狂相和抑郁相。有些时候,躁狂和抑郁的症状会同时出现,我们称为双相混合态。混合态的症状常常包括焦躁激越,睡眠困难,食欲上的重大改变,精神病性症状以及自杀想法。

④ 躁狂相的症状包括哪些?

躁狂相的症状包括:情绪改变(情绪过分高涨;过度愉快,有欣快感;高度易激惹)和行为改变(语速飞快,思维奔逸,观念跳跃转换随境转移;不能很好集中注意;活动增加,例如同时从事多项新任务;几乎不需要睡觉或不感疲劳;对能力有不切实际的信念;精力旺盛,过度活跃,躁动)。

⑤ 抑郁相的症状包括哪些?

抑郁相的症状包括:情绪改变(持久的悲伤,或无望感,失去对曾喜欢的活动的兴趣,包括性活动)和行为改变(感到疲劳或"迟缓"注意、记忆减退及决断困难;激越;饮食、睡眠或其他习惯改变;自杀或死亡观念,自杀企图)。

⑥ 什么是轻躁狂?

即使情绪波动不是那么极端时也可能存在双相障碍。轻躁狂可使人感觉良好,经历轻躁狂的人很可能工作更出色而且生产力提高,因此,即使家人和朋友学习过应把心境波动看作可能的双相障碍,当事人也会否认事情不对头。然而,缺乏恰当的治疗,轻躁狂会在某些人身上变成严重的躁狂或转换为抑郁症。

⑦ 双相障碍的混合状态是怎么回事?

双相情感障碍可以混合形态出现。混合态的症状常常包括焦躁激越,睡眠困难,食欲上的重大改变,精神病以及自杀想法。一个人可能在情绪非常悲伤、无望的同时感到精力十足。

⑧ 双相障碍患者会出现精神病性症状吗?

有时,严重的躁狂相或抑郁相伴有精神病性症状,常见的精神病症状包括幻觉以及妄想。双相障碍的精神病症状往往表现出当时的极端心境状态。例如,夸大妄想:信某人是总统或者有特殊能力或者富有,这些可能出现在躁狂期。自罪妄想或无价值妄想:相信某人分文不值而且完蛋了或者犯了某项重罪,这些可能出现在抑郁期。有双相情感障碍的症状群,同时有这些症状,有时会被误诊为精神分裂症。

⑨ 双相情感障碍患者常共患哪些疾病?

在双相人群中,酒精和药物滥用是非常普遍的,另外,焦虑障碍诸如创伤后应激障碍和强迫症,也在双相人群中很普遍。注意力缺陷多动障碍(ADHD)亦可与双相障碍共病,两者间存在一些重叠症状,例如激越和易分心。此外,双相障碍患者更易患甲状腺疾病、偏头痛、心脏病、糖尿病、肥胖及其他内科疾病。这些疾病可能导致抑郁或躁狂症状,或者是双相障碍的治疗药物引起了这些疾病。

⑩ 双相障碍如何治疗?

双相障碍患者需寻求精神科医师的治疗,一个有效的维持治疗计划通常包括联合使用药物和心理治疗。

常用的药物：心境稳定剂类药物常用于治疗双相障碍，包括锂盐和抗癫痫药物，如丙戊酸钠（德巴金）、拉莫三嗪、加巴喷丁（镇顽癫）和托吡酯（妥泰）等；非典型的抗精神类药物，包括：奥氮平、阿立哌唑、硫平（思瑞康）、利培酮（维思通）和齐拉西酮（齐拉西酮），也被批准用于控制躁狂症状；抗抑郁药物，有时用于治疗双相障碍的抑郁症状，例如氟西汀（百忧解）、帕罗西汀（赛乐特）、舍曲林（左洛复）等，但使用抗抑郁药有可能引起病情的转相，医师通常会同时使用心境稳定剂。

作为药物的辅助，一定形式的心理治疗（或"谈话"疗法）对支持、教育和指导双相患者和家人是有帮助的。

11 双相障碍为何需要长期预防性的治疗？

双相障碍不能治愈，但可长期有效控制。大多数患者，甚至是那些有重度症状的人群，只要能够得到恰当的治疗，就可拥有心境波动的基本稳定。

由于双相障碍是一种反复发作的疾病，所以需要强调长期预防性的治疗。但即使药物在治疗中没有间断，心境改变仍可能发生，这需要立刻告知你的主治医师。医师会调整治疗计划，以防止整个病程的到来。与医师紧密协作并多多交流治疗的观点及注意事项会取得更好的治疗效果。

12 用于双相障碍患者的社会心理干预通常包括哪些方法？

用于双相障碍患者的社会心理干预通常包括：

（1）认知行为疗法：帮助患者学会改变不恰当的或负面的思考方式以及那些与疾病有关的行为。

（2）家庭治疗：使用一些方法减少家庭内部悲伤的程度——这些要么源于患者的症状，要么会导致患者的症状。

（3）人际与社会治疗：既帮助患者提高人际关系也帮助患者规划他们的日程安排。有规律的作息能保护帮助患者对抗躁狂期。

（4）心理健康教育：涉及使患者领悟这项疾病的相关知识和它的治疗方法，以及如何识别复发症状，从而能够赶在疾病整个周期出现前尽早干预。心理健康教育也对家庭成员很有帮助。

和药物治疗一样，最重要的是患者要依照有关的治疗计划以达到最好的效果。

13 电休克治疗是否对双相障碍有效？

如果药物、社会心理治疗和联合干预措施都无效，或者因起效太慢而不能减轻像精神病或自杀倾向这样严重的症状，那么我们会考虑电休克治疗（ECT）。

考虑到身体条件(包括怀孕),如果用药过于危险,ECT 也可在治疗急性期中使用。ECT 对严重的抑郁,躁狂或/和混合期的治疗效果显著。

14 **如何帮助患有双相障碍的亲人?**

如果你的亲人有双相障碍,这也关系到你。你能做的首要的事是帮助他们获得正确的诊断和治疗。你需要预约医生,陪同就诊,并帮助他们坚持治疗。帮助你的亲友,你可以:

(1) 提供情感支持、理解、耐心和鼓励。

(2) 了解双相障碍,这样才能对亲友的体验感同身受。

(3) 交谈与倾听。

(4) 邀请亲友积极参加散步等活动。

(5) 提醒亲友,经过一段时间的治疗,他(她)会好起来。

不要忽视患者自我伤害的言论,及时报告他们的医师或心理治疗师。

第十四章

儿童青少年相关心理问题

1 儿童青少年也会得抑郁症吗？

研究发现，与成年抑郁症类似的症状群完全可以见之于儿童。对成年抑郁症的回顾性调查也表明，大多数患者的首次抑郁发作是在青少年时期。由于儿童青少年处于成长发育阶段，中枢神经系统发育尚未成熟，情绪往往易波动和不稳定，发生情感性障碍时症状不典型，造成早期诊断的困难。随着成人情感性障碍研究取得的显著进展，儿童青少年情感性障碍也逐渐受到重视，尤其是对儿童青少年抑郁症的研究发展较快。

2 儿童青少年抑郁症是一种什么样的病？

儿童青少年抑郁症属于儿童青少年情感性障碍范畴，这类障碍是以持久、显著的情绪异常（低落）为基本症状的一种精神疾病，表现为长期抑郁伴有言语思维和行为改变。在缓解期间精神活动正常，有反复发作的倾向。关于儿童青少年抑郁症，许多文献描述到患儿时常表现啼哭、伤心失望、自我贬低、行为退缩、食欲及睡眠改变、想自杀等抑郁情绪症状。

3 什么样性格特征的儿童青少年易患抑郁症？

患抑郁症儿童的性格特征是：

（1）喜欢安静，不爱开玩笑，也不喜欢抛头露面。

（2）多愁善感，喜欢沉思，也容易担心，有悲观倾向，容易想到事物的不利的一面。

（3）缺乏自信，缺少活力和主动性，不愿主动承担任务。

（4）小心眼，爱挑剔，对不满和失败耿耿于怀。

（5）诚实，做事尽心尽责，严于律己。

4 儿童青少年抑郁症的患病率如何？

国外流行病学资料显示，儿童抑郁症的患病率在 2％左右，青少年大多在 4％～8％之间。我国报道 2％左右的儿童青少年患有抑郁症。

近年来儿童青少年抑郁症有升高趋势。少年中有社交焦虑障碍和抑郁症状的人,在青年阶段发展为抑郁障碍的危险性增加。儿童和青少年抑郁障碍对患者生理和心理发育不利。多数青少年抑郁症患者在今后仍会复发,一些青少年的抑郁障碍可持续到成年。

5 儿童青少年抑郁症的危险因素有哪些?

儿童青少年抑郁症的危险因素包括:① 亲子分离或早期母婴联结剥夺;② 父母患有精神病;③ 父母虐待或忽视;④ 家族中有抑郁症和自杀史;⑤ 某些慢性躯体病;⑥ 母孕期病毒性感染。

6 儿童青少年抑郁症有哪些临床表现?

儿童和青少年抑郁症表现与成人基本相同,但由于患儿认知水平有限,不像成人抑郁症患者那样能体验出诸如罪恶感、自责等情感体验。除了情绪障碍外,往往可表现为活动过多、逃学、攻击行为等。不同的发育阶段的患儿可能有不同的表达抑郁的行为方式。

(1)学龄前期:违拗行为、攻击行为或退缩行为,与其他儿童交往困难,睡眠和饮食问题等。

(2)小学期:不愿上学,学习成绩下降,躯体不适如头痛和胃痛,与伙伴和成人关系不良,做白日梦,躯体攻击行为。

(3)青少年期:进食障碍(尤见于女孩),躯体攻击(尤见于男孩),自杀念头,酒精/药物的使用,反社会行为如偷窃撒谎,一些类似于成人的抑郁症状(如悲伤、自我感觉差以及对以往喜欢的活动丧失兴趣等)。

7 什么是婴儿抑郁症?

有人称之为婴儿依附性抑郁症,大多发生于 6 个月以后,主要是婴儿原先与母亲建立了依恋关系,由于早期母婴分离,对婴儿情绪和行为产生影响所致。表现为不停地啼哭、找母亲、易激动,约一周后这种抗议情绪减少,呈现抑郁、退缩、对环境没反应、兴趣减少、食欲缺乏、睡眠障碍、发育停止、对疾病的抵抗力下降。若经过 3~4 个月母亲与婴儿重新团聚,这种抑郁症状可以逆转。

8 什么是幼儿期抑郁症?

由于发育限制,这一年龄阶段的抑郁情绪不是用言语而是通过不愉快的面容、身体的姿势、声调和语速、活动能力下降等表现出来。常见症状是感觉不到快乐、愤怒、易激惹、对周围事物丧失兴趣、食欲下降、睡眠减少、不与小朋友玩耍、常常哭泣、社会性退缩、活动减少。

9 什么是儿童期抑郁症？

随着儿童心理发展的完善，临床表现逐步趋向接近成人。除上述非言语性表现外，常有自我评价低、自责自罪。此期儿童一般处于小学阶段，常有注意力不集中、记忆力减退、思维能力下降、活动减少、兴趣减退、拒绝参加集体娱乐活动；可产生抱怨厌烦情绪，能够诉说感到不愉快和自杀观念。

10 什么是青春期抑郁症？

此阶段抑郁症发病率明显增高，症状接近成人，绝望、社会退缩、易激惹亦较常见。由于青春期处于心理学所称之的第二反抗期，故此期抑郁除情绪低落外，还可出现许多行为问题，如攻击行为、破坏行为、旷课、逃学、反社会行为、饮食障碍、注意缺陷和多动等。他们的积极性与创造性下降，对未来没有期望，自杀行为明显增多，常有纵酒，甚至吸毒以改善抑郁情绪。不跟父母沟通交流，反而处处与父母闹对立。一般表现为不整理自己的房间，乱扔衣物，洗脸慢、梳头慢、吃饭慢，不完成作业等。较严重的表现为逃学，夜不归宿，离家出走，跟父母翻过去的旧账（童年所受的粗暴教育，父母离异再婚对自己的影响等），要与父母一刀两断等。

11 哪些抗抑郁药可用于儿童青少年抑郁症的治疗？

选择药物要注意五个因素：安全性、耐受性、效能、简便性、费用（性价比）。

目前还没有一种抗抑郁药对儿童和青少年绝对安全，氟西汀、舍曲林、氟伏沙明、文拉法新等新型抗抑郁药，已相继应用于儿童抑郁症，常见副作用有头痛、呕吐、失眠和震颤反应。5-羟色胺再摄取抑制剂（SSRIs）不良反应可能较轻，但需注意与其他药物的相互作用，以避免不良反应发。急性期治疗应使症状至少减轻50%，一般需要3～6周才能达到；巩固阶段通常持续3～6个月以防止复发；维持治疗一般持续服药24个月，反复发作者可能需终身服药。

由于少儿个体差异很大，用药必须注意因人而异，防止和减少不良发应。

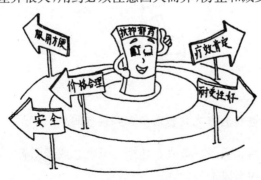

12 光治疗在儿童青少年抑郁症治疗中有什么作用？

季节性抑郁患儿的治疗主要采用光线疗法，以 2 500～10 000 勒克司的全光谱光线（10 岁以下 2 500 勒克司）照射患儿，患儿距光源 45 cm 左右，每 30 秒看一下光源（不能凝视），每次照光 45 分钟，早晨和傍晚各 1 次。

此外，日常可鼓励患儿到户外活动，增加自然光线照射的时间，尤其在早晨更有效。严重病例同时可给予抗抑郁药治疗。

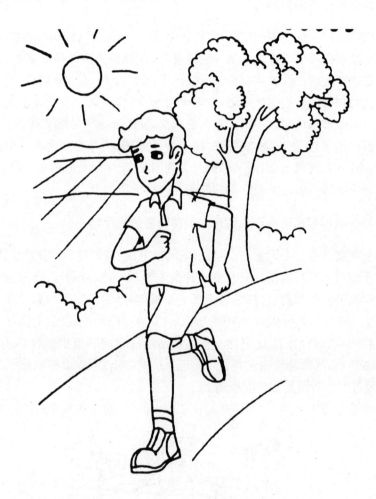

13 无抽搐电休克能治疗在儿童青少年抑郁症吗？

对于严重少年抑郁症木僵状态或有强烈自杀意念或企图者，可采用无抽搐电休克治疗，以防意外，同时加强监护与护理。

14 心理学家通常采取哪些措施帮助抑郁儿童青少年？

（1）教会患儿以自我对话的形式控制自己的情绪。

（2）教会患儿从事愉快的活动，并让患儿借助记日记来监控这一活动。

（3）取得父母的配合。让患儿写出什么事情意味着父母爱自己和自己是值得爱的，然后让父母做这样的事情，使患儿感受到自己有人爱。

（4）在学校中教给患儿社会技能，如与人怎样打招呼、怎样倾听别人谈话、从他人角度想问题等，并让老师提供及时强化。

由此可见，干预需要家长和老师的配合，要改变的是一种交互作用的模式，而不是症状本身。

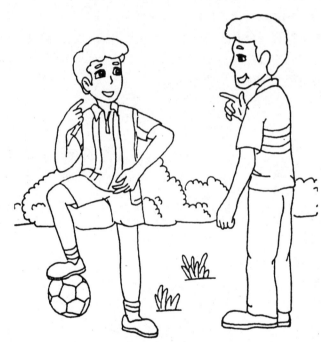

15 儿童青少年抑郁症的病程和预后如何？

儿童抑郁症的自然病程不大清楚。Eirmaher（2002）报道儿童抑郁症发作病程在8～13个月之间，恢复率为 90%，复发率为 30%～70%；少年抑郁症发作病程在 3～9个月之间，恢复率为 50%～90%，复发率为 20%～54%。Kolaes（1984）报道，儿童青少年抑郁症发作的平均病程约 9 个月，大多数在 15～18 个月后抑郁症状基本缓解，少数在 3 个月内缓解。青春前期起病约 32% 从抑郁转为躁狂。青少年发病愈后与成人接近，一般预后较好，但不及时治疗，疾病可逐渐发展，可出现适应不良、学习困难、甚至药物滥用和自杀。

16 如何预防儿童青少年抑郁症的复发？

儿童青少年抑郁症易复发，因此，经治疗病情缓解后，需根据具体情况进行维持治疗，并需定期随访复查，以防复发。维持药物治疗和心理治疗对防复发有重要作用。

17 如何正确认识和对待儿童青少年抑郁症？

首先要认识到儿童青少年抑郁症像肺炎一样也是危害人类的疾病，早期发现、早期诊断、及早治疗对预后至关重要。目前许多人对之知之甚少或认识不正确，认为患抑郁症是丢人的事，是意志薄弱的表现，不敢去医院就诊；也有的家长认为孩子年龄小，怎么会患上抑郁症呢？结果贻误有效治疗时机，对工作、学习和生活造成重大损失，甚至危及生命，给家庭、社会造成不必要的损失。

因此，进行健康教育十分必要。通过教育使患儿、家长、老师及全社会都了解如何预防抑郁症，学会识别抑郁症的症状，了解治疗抑郁症的药物治疗和心理治疗要点及注意事项，以及如何帮助抑郁症患儿等知识。

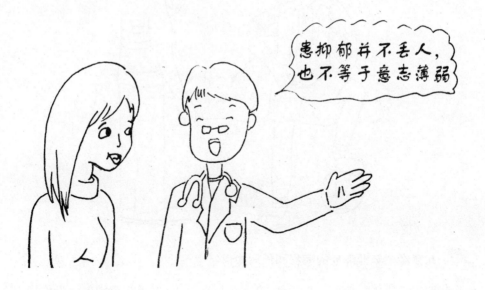

患抑郁并不丢人，也不等于意志薄弱

18 什么是儿童焦虑症？

儿童焦虑症是一种常见的儿童期情绪障碍，以恐惧与不安为主的情绪体验为主要临床表现，这种恐惧没有具体的指向性，但总感到有不祥的事要发生，犹如大祸临头而惶惶不可终日。情绪障碍是儿童焦虑症的主要症状，常与恐惧、强迫等症状同时出现，伴有自主神经症状和运动性不安等症状。

19 **儿童焦虑症有哪些表现？**

不同患儿的焦虑表现在主观体验、不安行为和生理反应等三方面有所不同。① 总的印象：焦虑患儿多为不安、易烦躁，是"不愉快的孩子"和"难照看的孩子"。② 年幼儿童：由于语言发育未完善，焦虑患儿不能很好地表达其不安和恐慌，年幼者表现为哭闹，不易安抚；稍大儿童可以表达惶恐的内心体验，但常为小事抱怨父母、抱怨周围环境，总是不高兴与不满意。③ 胆小害怕：较多的焦虑患儿常同时出现胆小害怕，如不敢走黑路，不敢单独留在室内，不安地来回走动，不放心，反复检查。④ 对环境的变化较敏感：在环境更换时焦虑加重，如幼儿在改变抚养环境后变得更好哭、爱生气、食欲降低。⑤ 睡眠障碍：如入睡困难，睡眠浅，睡眠不宁，易惊醒，夜惊。⑥ 排泄习惯紊乱：如尿床、尿裤等，有的焦虑患儿则纠缠父母寸步不离。⑦ 学龄儿童：焦虑可以表现为上课不安，坐不住，烦躁，易和同学、老师发生冲突，学习效率低，学习成绩下降，有的不敢当众说话，回答问题不敢正视对方，面红耳赤，手足无措，出汗，说话不流利，还有的焦虑儿童表现为拒绝上学、逃学、离家出走，在外游荡。⑧ 自主神经功能紊乱：儿童焦虑症的生理反应现象比较突出，焦虑发作的同时，交感神经、副交感神经兴奋，产生自主神经功能紊乱症状（如胸闷、心悸、呼吸加速、血压升高、早醒、多梦等）。⑨ 不满 6 岁的儿童表现出对陌生人的持久或反复的害怕和（或）回避，同时伴有正常的选择性依恋父母或其他熟悉的人，害怕和回避见人在程度上超出了患儿的年龄所应有的正常界限。

20 **儿童焦虑症有几种类型？**

根据儿童焦虑反应的表现，可将儿童焦虑障碍分为以下几种类型。

（1）分离性焦虑障碍：当患儿与父母分离时产生明显的焦虑反应，此情况多见于学前期儿童。

（2）过分焦虑障碍：对日常生活中一些微不足道的小事过分在意，常常对未来的事情表现出毫无根据的担忧和过分的焦虑恐惧。

（3）回避性焦虑障碍：患儿在陌生环境里或生人面前表现得极其紧张，难以适应新环境，难与人交往。

21 **如何治疗儿童焦虑症？**

在弄清引起的儿童焦虑症的原因及类型的基础上，采取有针对性的治疗。一般来说，急性焦虑反应发作并较严重时宜采用药物治疗，而慢性焦虑反应发作时应以心理治疗和教育引导为主。

（1）药物治疗：以抗焦虑药为主。苯二氮䓬类药物起效快，可用于急性期和短期治疗，新一代抗焦虑和抗抑郁药如氟伏沙明、丁螺环酮等具有疗效好、副反应少等优点，适合长期治疗。药物治疗应该在专业医生指导下进行。

（2）心理治疗：在年长患儿中可进行松弛疗法及生物反馈疗法，年幼患儿由于理解能力较差及自我调节有困难，而不宜进行松弛疗法及生物反馈疗法，但家长可以耐心地倾听患儿诉说，对其痛苦表示同情，消除顾虑，以帮助控制他们的不安全和失败的心情，要使适应困难或适应较慢的儿童有足够的时间去适应，并且要防止太多的环境变迁。还可带领患儿多做户外活动、适当的体育锻炼及游戏，以有利于焦虑症的恢复。

22 什么是儿童恐惧症？

儿童恐惧症是指儿童对日常生活一般客观事物和情境产生过分的恐惧、焦虑，达到异常程度的一种恐惧障碍。

恐惧是正常儿童心理发展过程中普遍存在的一种情绪体验，是儿童对周围客观事物一种正常的心理反应，许多恐惧不经任何处理，随着年龄的增长均会自行消失。惧怕的内容常常是一个内容消失，另一个内容又产生了，具有不稳定性。另外，惧怕的内容反映了儿童所处的环境特点及年龄发展阶段的特点。如乳儿怕大声说话和陌生；1～3岁的婴幼儿怕动物、昆虫、陌生的环境、生人、黑暗和孤独等；4～5岁的儿童怕妖怪、鬼神、某些动物、昆虫，闪电雷击等；小学生则怕身体损伤（如摔伤、动手术等），怕离开父母、亲人死亡，怕考试、犯错误和受批评等。

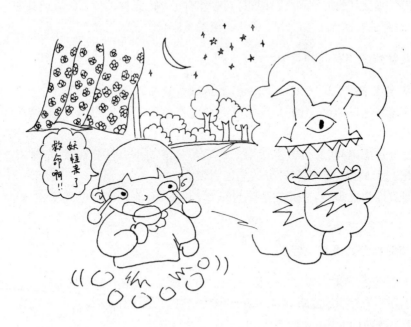

如果儿童由于对某一事物现象的恐惧，进而产生回避或退缩行为，恐惧障碍持续的时间较长，不易随环境和年龄的变化而消失，患儿强烈并全神贯注地沉湎于对可怕刺激或情景的恐惧，这种恐惧就不合常规。

23 儿童恐惧症有哪些病因?

（1）直接经验和观察学习:是形成恐惧症的主要原因,绝大多致病例都能回忆起恐惧形成的原因。

（2）遗传素质:儿童恐惧症患儿家庭成员中,有类似情绪障碍的成员较多。

24 儿童恐惧症有哪些表现?

儿童恐惧症特征表现根据恐惧的对象可有以下三种情形:

（1）对身体损伤的恐惧:分为对抽象对象,如特殊食物、死亡、地狱、鬼怪等的恐惧和对具体对象,如陌生人、出血或患病等的恐惧。

（2）对自然事件的恐惧:如怕黑夜或黑暗、怕雷鸣闪电、怕暴雨或洪水等。

（2）社交恐惧:其中以动物恐惧(害怕小狗、鸡等)、学校恐惧(怕上学)和社交恐惧较为常见,且恐惧程度异常强烈。患儿往往伴有焦虑和其他躯体症状。

25 如何治疗儿童恐惧症?

儿童恐惧症可采用以下方法治疗:

（1）心理治疗:是儿童恐惧症首选的治疗方法。具体方法很多,如系统性脱敏方法、暴露疗法、家庭疗法、支持疗法等。应鼓励孩子投入恐惧的处境中去,而不是消极回避。

（2）消除致病诱因:对具有明显诱因的患儿,应帮助消除,同时防止患儿和家长间的相互作用而使症状反复出现。

（3）药物治疗:可在专业医生指导下选小剂量抗焦虑剂服用。

26 什么是儿童强迫症?

儿童强迫症又叫强迫性神经症,是指儿童重复进行某种活动或动作,明知不妥但无法自控(主观上感到有某种不可抗拒及克制的观念、意向和行为的存在)。强迫症包括:强迫观念和强迫行为。两者可单独或同时出现。它既有自我强迫,又有自我反强迫,是典型的心理冲突疾病。

强迫症患儿智力水平正常或一般比较好,平时较安静、好思考。

27 儿童强迫症的发生有哪些病因?

（1）精神因素:患儿在生活中碰到重大变故(如父母离婚、亲人去世等),引起恐惧和忧伤。这是强迫症的主要诱发因素。

（2）性格的影响:这类儿童的性格大多内向,胆怯,待人特别有礼貌,优柔寡断,行动较古板。

（3）家庭的影响:父母性格内向,有洁癖、强迫行为,也会给儿童带来影响。

28 儿童强迫症有哪些表现?

儿童强迫症的症状与成人类似,包含了强迫思维和强迫行为。需要注意的是:儿童强迫症患者不但自己保持强迫症状,而且摆布其双亲也参与到强迫动作中来,若父母不同意,患儿则变得十分焦虑不安、烦躁、气愤,甚至冲动伤人来迫使父母这样做。

在儿童正常发育的不同年龄阶段也可能出现类似的强迫动作,如走路数格子、折叠小手绢、衣服的角对角反复几次对齐等,还有些儿童出现有一定"规则"的强迫动作和赋予特殊含义的仪式动作或行为,如患儿触碰到什么物件一定要碰几下,这样会感到心理舒服或吉利。但以上行为出现一段时间会自然消失,不造成儿童强烈情绪反应,不影响学习和生活,不应视为病态。

29 如何治疗儿童强迫症?

儿童强迫症可采取以下方法进行治疗。① 心理治疗:主要采用系统脱敏疗法、反应阻止疗法、思维阻断疗法、冲击治疗、生物反馈和松弛训练等心理疗法。要向家长和老师讲明症状性质,以求对疾病本质的理解和对治疗的配合,给予患儿心理上的大力支持、安慰和鼓励,促其积极参加集体活动和锻炼。生物反馈和松弛训练对减轻焦虑和自主神经功能紊乱、改善睡眠有一定的好处。② 药物治疗:可在医生指导下,服用氯丙咪嗪、帕罗西汀、氟西汀、氟伏沙明等具有抗强迫作用的药物,但服用时应密切观察毒副反应。

30 什么是青春期焦虑症?

青春期是焦虑症的易发期,这个时期个体的发育加快,身心变化处于一个转折点。随着第二性征的出现,个体对自己的体态、生理和心理等方面的变化,会产生一种神秘感,甚至不知所措。诸如女孩子乳房发育而不敢挺胸、月经初潮而紧张不安;男孩子出现性冲动、遗精、手淫后的追悔自责等,这些都将对青少年的心理、情绪及行为带来很大影响。青少年往往由于好奇和不理解会出现恐惧、紧张、羞涩、孤独、自卑和烦恼,还可能伴发头晕头痛、失眠多梦、眩晕乏力、厌食、心慌气促、神经过敏、情绪不稳、体重下降和焦虑不安等症状。这类病症常被诊断为青春期焦虑症。青春期焦虑症会严重危害青少年的身心健康,长期处于焦虑状态,还会诱发神经衰弱症,因此必须及时予以合理治疗。

31 青春期焦虑症有哪些类别?

青春期焦虑症可分为:

(1) 精神性焦虑:其表现有心神不宁,坐立不安,恐慌。

(2) 躯体性焦虑:其表现有查不出原因的各种身体不适感、心慌、手抖、多汗、口干、胸闷、尿频等多种自主神经失调的症状。

32 **青春期焦虑症有哪些表现？**

（1）躯体症状：急性焦虑多在精神创伤后突然发病，出现大祸临头感或死亡来临感，驱使其尖叫、逃离或躲藏起来，但说不出究竟怕什么。发作时间长短不等，一般反复发作，少数可自行缓解。广泛性焦虑症一般躯体症状和心理症状同在，并和长期紧张、家庭不和以及学习压力过重有直接关系。

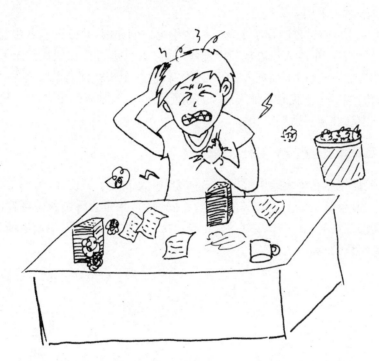

（2）心理特征：急性焦虑症患者经常感到有一种说不出的内心紧张、焦虑、恐惧和难以忍受的不适感，似乎预感到某种不幸，感到"心脏要跳出来"、胸痛或不适，有"喉头梗阻"或"透不过气"马上就要死亡、窒息之感。慢性焦虑症患者常有恐惧性预感，终日紧张、心烦意乱、坐卧不宁、预感到自己和他人的不幸，对自己的健康忧虑，对躯体的微小不适都过分敏感，因而产生疑病观念，注意力难以集中，以致学习困难。

33 **如何治疗青春期焦虑症？**

青春期焦虑症采取以心理治疗为主，配合药物治疗。

（1）支持疗法：对患者给予指导、保证、劝解、疏导和调整环境等，控制和恢复对环境的适应。

（2）暗示疗法：暗示自己树立自信，正确认识自己，相信自己有处理突发事件和完成各种工作的能力，通过暗示，增加自信，摆脱焦虑症的纠缠。

（3）深度松弛疗法：自我松弛对焦虑症有显著疗效，在深度松弛的情况下去想紧张情境，先出现弱的情境，重复进行，慢慢会在想象任何紧张的情境或整个事件过程中都会不再体验到焦虑。与认知疗法相结合更有较好的疗效。

（4）分析疗法：患者应分析产生焦虑的原因，或通过心理医生的协助，把深藏在潜意识中的"病根"挖掘出来，必要时予以发泄。

（5）系统脱敏或称交互抑制：系统脱敏或称交互抑制治疗焦虑症效果较好。此外，患者在焦虑时可采用自我刺激，转移注意力。

（6）催眠疗法：通过催眠疗法了解分析产生焦虑的原因，并改善患者焦虑、恐惧的情绪及躯体症状。在难以入睡或从梦中惊醒时，患者可进行自我催眠："闭上双眼，我躺在床上，非常舒服，我似乎很难入睡，不过没有问题，我现在开始做腹式呼吸，呼吸很轻，我的杂念消失了……我的心情平静了，我困了……我该睡了，我能愉快地睡着，明早醒来，我心中会非常舒适"。

34 什么是学校恐惧症？有什么表现？

学校恐惧症是儿童恐惧症中常见的一种类型，大多见于男孩，因为怕上学而拒绝去学校，勉强去，会哭闹不止，表现出强烈的不安情绪，儿童会诉说各种各样的躯体症状，甚至确实出现头痛、肚子痛、恶心、呕吐等症状。这些症状形成，有时有明显的诱发因素，有时无明显的诱因。

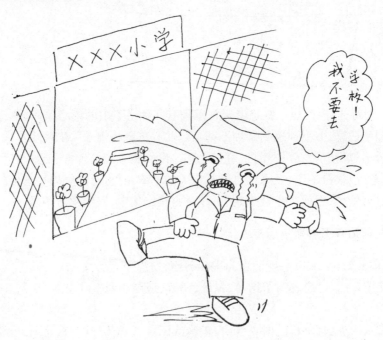

35 产生学校恐惧症的原因有哪些?

产生学校恐惧症的原因较多,先天素质、家庭和学校教育不当、不良的社会环境都可以成为病因,主要有:

(1)儿童的性格弱点:如孤僻,胆小,被动,依赖等。

(2)环境因素:一个被娇惯的儿童很快就会面临着生活中出现的习题。在学校,他发现自己处于一个新的社会组织之中,从而面对着一个新的社会问题。他不愿与他的同伴们一起写字,玩耍,因为他的经历还没有为他做好准备以适应学校的集体生活,因此,家长不能溺爱孩子。对于孩子合理的要求应该予以满足,不能漠然置之,对于孩子不合理的要求应予以拒绝,不能一味迁就。

(3)一些特殊事件,如转学、换班、搬迁、久病之后复学、失去了好朋友、父母病重或亡故等。

(4)害怕学校生活,如害怕测验,担心考试不及格,畏惧同学的指责和讥笑等。

(5)过分依恋家庭,不愿意离开父母,而且父母也过分地照顾他。

(6)父母有神经症,人格障碍,人际关系障碍或者孩子与父母关系疏远等。

36 如何防治儿童学校恐惧症?

防治儿童学校恐惧症的关键在于教育。父母应该从小培养孩子的独立性、活动能力和社交能力,利用可能的机会,让孩子独立地活动,减少对孩子的保护。过度的保护和照顾不仅会使孩子害怕上学,害怕学校,还会使孩子养成依赖、被动等性格弱点,影响身心的健全发展。

孩子一旦产生入学恐惧,家长不必操之过急,也不能放任不管,要有计划、有步骤地教育训练孩子,鼓励孩子参加小朋友的各种活动,让孩子多参加社会集体活动,与小朋友一起娱乐,建立正常的人际关系。让孩子多到公共场所去走走,逛公园看动物,走亲戚观电影,逐渐适应外界环境,克服孤独感,做好入学的准备。督促孩子在集体活动中消除恐惧感。

学校恐惧症一般不需药物治疗,除非有明显的焦虑情绪,可以用抗焦虑剂。心理治疗,尤其是行为治疗,对该症有较好的疗效。当然,在治疗前应做完整的体格检查,排除任何躯体疾病的存在,特别是对伴有头痛、恶心等症状的儿童,更需要仔细地检查。

37 什么是考试焦虑?

越到考试临近之时,越是考试焦虑严重之际。轻度焦虑者有无法回忆部分熟悉的知识,注意力不集中,思维迟钝,情绪高度紧张,急躁烦恼,伴有心慌、出汗、尿频等;中度焦虑者不能回忆较多熟悉的知识,思维阻塞,脑海中一片空白,理不出解题思路,答卷中错误百出;重度焦虑者,正常心理活动暂时中断,晕场,心率增加,血压下降,头晕耳鸣,面色苍白,眼睛发黑,跌倒。

38 如何防治考试焦虑?

轻度考试焦虑可以休息、锻炼,以树立正确的学习观念为主,中、重度学生可考虑接受心理治疗,以学会控制焦虑为主,使自己保持良好的竞技状态,最终克服这种焦虑。心理调整如下:

(1)充满自信:相信自己的能力,相信能发挥水平,无论是在复习迎考阶段,还是考场上,都要保持自信,甩掉自卑和忧虑,以泰然的心情应付考试。

(2)保持平静:重要考试过程中,生活习惯被打破,家长、老师会千叮万嘱,这给孩子带来很大的心理压力。如有些考生自己并不觉得考试有什么特别之处,可父母如临大敌,格外关心,施加重点保护措施,使整个家庭气氛显得十分紧张,无形中给孩子背上沉重的心理压力。所以大家都要保持平常心。

(3)劳逸结合:对临考的学生来说,应当根据自己的作息习惯,保证有充足的休息和睡眠时间。如难以入睡,可运用自我暗示等方法尽快入睡,以保证轻松地迎考。

(4)学会一些控制焦虑的方法:松弛、想象、暗示、药物等都可缓解焦虑情绪,学生可根据自己的特点选择,各种方法的效果常常因人而异,而一些简便易行的方法,如做几次深呼吸、闭目放松等,都可产生作用。

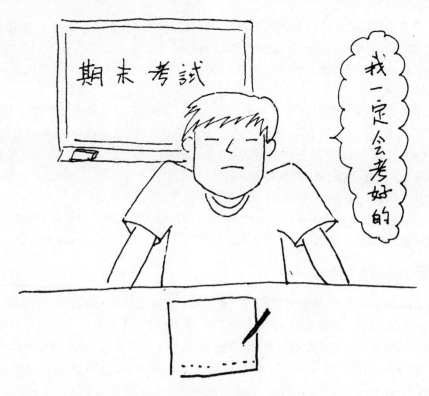

39 儿童青少年也会患睡眠障碍吗？

一提到睡眠障碍，人们可能会有误区，认为只有上了年纪的爷爷奶奶、整天劳心劳力的大人才会有睡眠障碍，而儿童青少年小小年纪不会有睡眠障碍，事实上儿童青少年也存在睡眠障碍，而且为数不少。

40 儿童经常失眠有什么危害？

经常失眠的儿童白天注意力不集中，记忆力下降，易激惹，情绪不稳定，影响与同伴的关系，思维迟钝，学习效率低，学习成绩下降，长期睡眠障碍不可能会影响其身心健康、影响儿童的生长发育。动物实验报道：禁食 25 天的犬，不至于死亡，但剥夺睡眠 120 小时，便会引起死亡。

41 儿童青少年睡眠障碍的原因有哪些？

儿童青少年睡眠障碍与以下因素有关：(1) 生理因素：如喝了兴奋性饮料等；(2) 躯体因素：由于疾病或身体不适，如疼痛、皮肤瘙痒、咳嗽等；(3) 心理因素：如兴奋、焦虑、紧张和恐惧等；(4) 药物因素：如服用中枢兴奋性药物或镇静催眠药；(5) 遗传因素；(6) 环境因素：环境改变、刚到一个新地方等。也可能是多方面因素综合的结果。另外，患者有些精神疾病也可以有睡眠障碍的表现，如抑郁症等。

42 儿童青少年常见的睡眠障碍有哪些？

儿童青少年期常见的睡眠障碍包括儿童失眠症、夜醒症、磨牙症、夜间摇头症、夜惊症梦魇、睡行症、Kleine-Levin 综合征、发作性睡病等。

43 何谓儿童失眠症？

3 岁以前的儿童可表现为反对上床、睡眠不专心和中途转醒。6～10 岁儿童中可有 28.5％出现入睡困难，而 10～13 岁的儿童至少 1/3 一夜之间转醒一次。青少年期的失眠发生率较儿童为多，可表现为早醒，据国外报道，可达 20％左右。国内有作者对在校初中学生进行调查，发现有 25％左右的中学生自述曾出现过失眠。

44 儿童失眠有哪些临床表现？

失眠包括三种形式：入睡困难、睡中转醒增多和早醒，可以只表现为三种形式的任何一种或同时存在。幼儿和学龄期儿童多表现为入睡困难和(或)睡中转醒，青少年期则可表现为三种形式的共同存在。患儿往往诉述入睡困难、做梦、白天精力不济、注意力不能集中、学习效率下降。严重睡眠不足时可引起激惹和攻击行为。

45 何谓夜醒?

夜醒(night waking)是指儿童在夜间睡眠时常常醒来,不能持续地整夜睡眠。为儿童时期常见的睡眠障碍之一,好发于1~2岁儿童,无明显性别差异。本病预后较好,随着年龄增长及神经系统逐渐发育完善,疾病可获痊愈。

46 夜醒的病因有哪些?

(1) 护理方法不当:儿童夜醒常来自父母不正确的哺育方法,而不在于儿童本身。本来儿童正常睡眠模式的建立需要保持规律性,而有些父母却给予儿童过度的关注,儿童在睡眠中略有不安便立刻将其抱着、拍着、摇着,甚至使之含着乳头入睡,这直接影响了儿童正常睡眠模式的建立,使儿童养成不良的睡眠习惯。

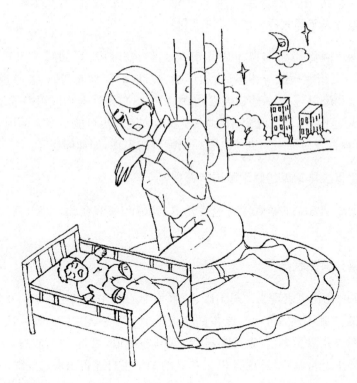

(2) 家庭和环境因素:父母感情不和,家庭气氛紧张,母亲的焦虑或抑郁情绪均可促使儿童入睡困难和夜醒。睡前精神刺激,听到或看到恐惧的事情,父母打骂体罚,亦是造成夜醒的原因。睡眠环境喧闹嘈杂,光线刺激,室温度过冷或过热,婴儿衣被不适,饥饿、口渴等均可引起夜醒。较大儿童睡眠障碍多因睡前过度兴奋、激动,睡眠习惯不良,睡前听令其兴奋的故事等。

47 夜醒的临床表现有哪些？

夜醒儿童由于没能建立起昼醒夜眠的节律,表现为夜间不能持续睡眠,容易惊醒,轻者2~3次,重者4~5次,并伴有哭闹不安,迫使父母每晚要消耗1~2小时来照顾半夜醒来的婴儿,有的儿童昼睡夜醒,睡眠节律颠倒;有的不愿意上床睡觉,要求抱着睡或者要听故事等。

48 夜醒应如何处理？

(1) 对家长进行健康教育,纠正不合理的抚育方法。

(2) 心理治疗,主要是行为疗法。了解患儿近2周儿童夜醒的频率、持续时间及父母所采取的措施。将所获得的资料加以综合分析,建立规律的睡眠计划。若将睡眠好和不好的儿童放在同一张床上睡觉,后者的睡眠问题可以得到改善。还可采用消退法,父母应对夜醒行为有意识的忽视,让儿童学习自己入睡。Richer还创造了一种按时唤醒法,即先了解儿童夜醒规律,然后在其自然觉醒前15~30分钟将其唤醒,喂食,再令其入睡。

49 儿童睡眠时磨牙也是睡眠障碍？

有的家长发现家中的小孩在睡眠中出现磨牙,其实这可能也是一种睡眠障碍。磨牙症(grinding teeth)又称睡眠磨牙,是指儿童在睡眠时咀嚼肌发生节律性运动,使上下牙齿不断摩擦,并发出扰人的响声;为儿童时期较常见的睡眠障碍之一。本病各年龄均可发生,并且随着年龄的增长而减少,无明显性别差异。儿童情绪焦虑时磨牙症状最显著。

50 磨牙症如何治疗？

目前尚无理想的药物治疗磨牙症,苯二氮䓬类药物有一定作用。其他疗法包括有自我暗示、肌肉松弛练习、厌恶疗法、生物反馈疗法等,可能有一定效果。重症患者可使用夜间牙齿保护器。

51 何谓夜间摇头？

夜间摇头通常起病于婴幼儿时期,睡眠时头部有异常运动发作,少数伴有全身摇动。本病的发病无性别差异。预后良好,至青春期症状消失。主要表现为儿童睡眠时头部有节律地来回运动,如点头、摇头或全身摆动,动作快速有力。

这类患儿轻症不需治疗,但应加强护理,保护头部不受损伤。重症病儿可服用地西泮(安定)可减少夜间异常运动发作,但疗效并不持久。

155

52 何谓夜惊症?

夜惊症(night terrors)又称睡惊症,是指一种常见于幼儿的睡眠障碍,主要表现为睡眠中突然出现的短暂的惊叫、哭喊、伴有惊恐表情和动作以及心跳加快、呼吸急促、出汗、瞳孔扩大等自主神经兴奋症状。通常在夜间睡眠后 0.5～2 小时,每次发作持续1～10 分钟。发作后对发作时的体验完全遗忘。多见于 4～12 岁儿童,4～7 岁为发病高峰。男略多于女。患病率为 1‰～4‰。

夜惊症的病因包括:

(1) 遗传因素:kales(1980 年)报道 50‰的患儿有家族史。

(2) 心理因素:睡前听了紧张、兴奋的故事,看了惊险的电影等会诱发本病发生有关。家庭气氛紧张和意外生活事件也可引起夜惊。

(3) 发育因素:本症多发生于儿童期,可能与儿童期脑发育延迟有关。

53 夜惊症如何治疗?

(1) 保持良好的习惯:良好的卫生习惯及舒适的睡眠环境可起一定的预防作用。要避免白天过度兴奋紧张,合理安排生活程序,改善睡眠环境,消除影响睡眠的不良因素。

(2) 心理治疗:主要是帮助患儿找出发病的原因,解除紧张情绪。心理治疗对解除患儿的烦恼情绪相当有益。

(3) 药物治疗:效果目前尚不肯定。对发作频繁,可能有受伤危险者,可用小剂量镇静剂,可试用阿普唑仑,每晚睡前服用 0.4 mg,或氯硝西泮 1～2 mg,晚睡前口服。

(4) 针灸和推拿:可取安眠、内关、大椎等穴位。

(5) 其他治疗:如有癫痫或其他躯体疾病应及时治疗。发作可以持续好几年,当这些症状持续到青春期,或者成年期时,就应考虑有没有潜在神经精神疾病。

54 何谓儿童梦魇?

梦魇又称梦中焦虑发作,指儿童从噩梦中突然惊醒,对梦境中的恐惧内容能清晰回忆,并心有余悸。通常在夜间睡眠的后期发作。本病常见于 5～10 岁儿童,其中 6～7 岁时发病率最高。有些儿童,特别是 3～4 岁的儿童,不能正确区分现实与梦境。实际上所有儿童至少偶尔有过梦魇的体验。本症预后良好,随年龄增长可减少或消失。

55 梦魇的原因是什么?

(1) 心理因素:这是主要因素。病儿在白日或夜晚睡前听了紧张兴奋或恐惧的故事,看了惊险、紧张的电视或电影;或因抚育方法不当,用恐吓方法哄儿童入睡;家庭不和睦、学习压力大、人际关系紧张、精神创伤后的应激障碍等,均可诱发。

(2) 环境因素:卧室空气污浊,过热,被褥过厚,睡眠中胸前或四肢受压。

(3) 躯体因素:鼻咽腔疾病引起呼吸道通气不畅;晚餐过饱引起胃部膨胀感,以及阵发性血糖过低。

(4) 药物因素:一些抑制 REM 睡眠的非苯二氮䓬类安眠药突然戒断时,由于 REM 反跳,导致做梦增多和梦魇的发生。

56 如何治疗梦魇?

一般轻症不带来严重的后果,无需特殊治疗即可自愈。若存在环境或躯体因素时,应改善环境和消除不良因素。在梦魇发作时可唤醒患儿,给予解释、安慰,待情绪好转后再使之入睡。也可用肌肉放松法,其主要是基于系统脱敏法的基本原理,在进行定期肌肉放松训练的基础上适当地想象其梦魇,引发紧张或焦虑时放松,一般历时 8 周。

对于发作频繁者,应检查有无心血管系统疾病、哮喘和消化道疾病,必要时可短期给予氯丙咪嗪 12.5~25 mg,或氯氮䓬 5~10 mg 或异丙嗪 12.5~25 mg,每晚 1 次。

57 何谓睡行症?

睡行症曾称为梦游症,指一种在睡眠过程中尚未清醒而起床在室内或户外行走,或做一些简单活动的睡眠和清醒的混合状态。一般不说话,询问也不回答,多能自动回到床上继续睡觉。不论是即刻苏醒或次晨醒来均不能回忆。通常出现在睡眠的前 1/3 段的深睡期。多见于儿童少年,尤其是学龄期男童。本病预后良好,至青春期可自愈。

58 睡行症的发生与哪些因素有关?

(1) 遗传因素:据统计,有 10%~20%的患儿有阳性家族史。父母有睡行症的,儿童患病率要比一般儿童高。

(2) 神经发育不成熟:本病可能是由于神经生理发育不成熟所致,往往随着年龄的增长而逐渐消失。

(3) 心理因素:情绪焦虑、家庭或学校中的矛盾与冲突、学习紧张等,与睡行症发生有一定的关系。

(4) 其他因素:某些器质性或功能性疾病,如感染或脑部创伤后遗症、癫痫或癔症可引起睡行症。

59 如何治疗睡行症?

(1) 加强安全管理:睡行症患儿随着年龄的增长,神经抑制过程发育完善后,症状会自然消失,故一般不需要特殊治疗。但应加强管理,睡前关好门窗,收藏好危险品,及时制止其危险活动,以防发生意外。发作时尽量唤醒患儿,安抚其重新入睡。

（2）药物治疗：睡行症药物治疗效果不够肯定，可以试用苯二氮䓬类药物或抗抑郁剂。如氯硝西泮 1～2 mg 每晚睡前口服，或丙咪嗪 12.5～25 mg 睡前口服。

60 何谓 Kleine-Levin 综合征？

Kleine-Levin 综合征又称周期性嗜睡贪食综合征。本病主要见于 10～20 岁的男性，特点是周期性嗜睡，除短暂醒来进食，解大、小便外，可以终日沉睡，每日睡眠达 18 小时以上。连续发病数日至数周。与嗜睡同时出现的是贪食，患者似乎极度饥饿，在睡眠间歇大量进食。部分患者还可有易激惹、兴奋、运动不安、言语零乱、幻觉、神情恍惚等精神症状。常突然好转，间歇期多正常。发作间隔时间可达数月，甚至数年。

Kleine-Levin 综合征除周期嗜睡和病理性饥饿外，还具有下列 4 个特征：① 男性占绝大多数；② 青春期发病；③ 有自愈倾向；④ 贪食。贪得无厌地强迫性进食为其突出的表现，但是患者从不诉说饥饿，而且在没有看到食物时很少有进食的欲望。

61 Kleine-Levin 综合征如何治疗？

本病的治疗以药物为主。苯丙胺可减少发作次数，减轻发作的严重程度。哌甲酯的应用则更为广泛，使用后多数能制止发作。对每月频繁发作的病例，需长期给药，待发作控制后逐渐减量。锂盐既有治疗作用，也有预防复发的作用。有人报道抗癫痫药物苯妥英钠、苯巴比妥、卡马西平等对本病有一定的治疗效果。还有人报道使用三环类抗抑郁剂丙咪嗪治疗本病成功。谷维素是调节间脑功能的药物，临床应用也有一定效果。个别病例使用活血化淤的中药也能终止周期性发作。

为预防本病的发作，应尽力消除其诱因，如心身过度疲劳、感冒、饮酒等，心理治疗也不能忽视。

62 何谓发作性睡病？

发作性睡病（narcolepsy）是指一种病因不明的、以难以抵御的强烈睡意为特征的综合征，可伴猝倒、睡眠瘫痪、入睡前幻觉等症状。在普通人群中的患病率为 0.20%～1.0%；通常起病于 10～20 岁，最多见于 14～16 岁；男、女发病率之比为 1：0.63。

63 发作性睡病的病因有哪些？

（1）遗传因素：发作性睡病患者有阳性家族史者占 1/3；分子遗传学研究显示，部分患者的发病与第六号染色体的基因突变有关。

（2）中枢神经系统疾病：脑炎、颅脑外伤、脑肿瘤及内分泌紊乱、全身麻醉等均可导致此综合征。

64 发作性睡病的临床表现有哪些?

发作性睡病的典型表现为四联症。

(1) 睡眠发作(sleep attacks):睡眠充足情况下突然出现强烈的睡意。

(2) 猝倒症(cataplexy):因焦急、愤怒、惊吓,甚至大笑等而促发,通常表现为瞬间出现双膝、头颈、颜面,或全身性的弛缓型瘫痪,致患者突然跌倒,但意识清晰。脑电图可示睡眠波形,且发生于 REM 时相。

(3) 入睡时幻觉(hypnagogic hallucination):刚进入睡眠状态时,出现恐吓性或恐惧性的幻觉,以幻视为多。

(4) 睡眠麻痹(sleep paralysis):表现为睡眠中或觉醒时出现肌肉麻痹,四肢无法动弹,发不出声音,犹如全身被缚。

除上述四联症外,另有一个常见而且重要的伴随症状为夜眠不深或熟睡困难。患者最常见的主诉是突发不合时宜的入睡,其他症状则于初发症状出现后 10 年或 10 年以上才陆续表现出来。儿童患病影响学习和智力发展。

65 如何治疗发作性睡病?

(1) 做好卫生宣教:消除焦虑情绪,避免参加危险性活动,根据疾病发作时间,安排固定的睡眠时间。

(2) 药物治疗:哌甲酯(利他林)为中枢兴奋剂,可增强觉醒,对睡眠发作效果好,对睡前幻觉也有效。儿童每次 5～10 mg,每日 1～2 次。氯米帕明(氯丙咪嗪)为三环类抗抑郁剂,可阻滞 REM 睡眠,对猝倒发作效果明显,儿童少年每次 12.5～25 mg,每日 2～3 次。

(3) 改变生活方式:① 制定作息时间表。② 必要时每日小睡 1～2 次,最好时间固定。③ 困倦时才上床睡觉。④ 睡前放松,如睡前洗个热水澡等。⑤ 睡前吃点东西,但不要太甜。⑥ 睡前 6 小时不饮用咖啡或茶,以及含酒精的饮料。⑦ 获得家人、同伴和老师的支持,建立良好的学习生活环境。⑧ 寻求同病者支持,有利于树立治疗信心。⑨ 经常参加锻炼。⑩ 及时向睡眠治疗师或治疗医师反映用药的症状变化或出现的问题。

66 如何培养儿童良好的睡眠习惯?

按时上床,按时起床,睡醒马上起床,不睡懒觉;晚餐不宜过饱,晚上不喝茶及兴奋性饮料;保持室内空气清新、温度湿度适宜;睡前避免过度兴奋劳累,有睡意时再上床睡觉,不在床上做与睡眠无关的事情;不要大人陪睡,独立睡眠。

儿童睡眠的四项注意

儿童有了足够的睡眠,才能精力充沛,食欲良好,身心健康。关心儿童的睡眠,要注意以下四点:

(1) 让孩子早睡:儿童身高除了与遗传、营养、体育锻炼诸因素有关外,还与生长激素的分泌有重要关系。生长激素是人下丘脑分泌的一种蛋白质,它能促进骨骼、肌肉、结缔组织和内脏的生长发育。生长激素分泌过少,势必会造成身材矮小。而生长激素的分泌有其特定的节律,即人在睡着后才能产生生长激素,深睡一小时以后逐渐进入高峰,一般在 22 时至凌晨 1 时为分泌的高峰期。因此,孩子睡觉最迟不能超过 21 时,一般以 20 时前睡觉最为适宜。这样,就不会错过生长激素的分泌高峰期。

(2) 让孩子睡足:让孩子有足够的睡眠最有利于孩子生长发育。这和儿童必需的睡眠时间有关。新生儿一天要睡 16 个小时,出生后 3 个月要睡 14 个小时,6 个月至 1 岁要睡 13 个小时,2～3 岁要睡 12 个小时,也就是说,婴幼儿一天的一半时间都处在睡眠之中。异相睡眠也叫"快波睡眠"、"眼跳动睡眠",最能使大脑得到休息。新生儿和哺乳期婴儿的异相睡眠占 40%～50%,而成人只占 20%,可见让婴幼儿睡足觉是多么重要。

(3) 睡后请熄灯:通常,熄灯睡眠时,人体的生理机能协调,代谢平衡。但若长时间处于人工光源照射下,由于微妙的"光压力",人的视网膜生理调节会受到干扰,眼球和睫状肌得不到充分的休息,久之,势必影响视力。孩子健康发育,晚间入睡后应熄灯,切记不要在孩子身边开灯干活、阅读或看电视。

(4) 乳儿要脱衣睡:乳儿期即是胎儿从出生到 1 岁这段时间。有的家长让乳儿穿衣睡觉,甚至将手脚包裹起来睡,这会不利于孩子的健康成长。脱衣睡觉有利孩子的生长发育。乳儿期的儿童生长迅速,在这个时期,若经常穿衣睡觉,会影响乳儿的血液循环,不利于休息,在一定程度上还会影响乳儿的身体发育。脱衣睡觉能够使乳儿睡得更加舒心、坦然,有利于孩子的健康成长。

(摘自千龙新闻网)

■■■ 第十五章

老年人相关心理问题

1 **老年期抑郁症是一种什么样的病?**

老年期抑郁症是指首次发病在 60 岁以后,以显著而持久的抑郁心境为主要特征的精神障碍疾病。它的具体临床表现体现在情感障碍、思维障碍、行为障碍和躯体症状等方面,并由此导致患者在心理、生理和生活等方面出现效率下降、功能减低和能力减弱等状态。其病因不能归因于脑部器质性病变或躯体疾病的一种精神障碍。可为单相抑郁发作或躁狂与抑郁交替发作,一般女性多于男性,发病高峰在 60~70 岁,80 岁后发病率逐渐下降。

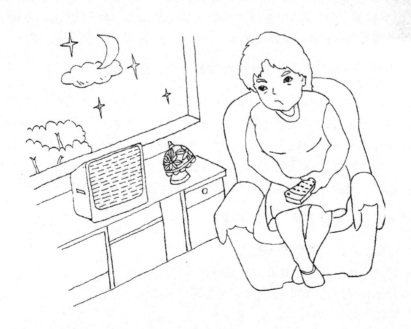

2 病前性格在老年期抑郁症发病中起什么作用？

临床经验提示,性格过于内向与孤僻的老人比外向开朗的老人更易患抑郁症。同时,特别争强好胜、兴趣交际广泛的老年也易患抑郁症,因为一旦丧失一些社会与家庭地位,便容易产生对老年生活的不适应,继而产生抑郁孤寂的情绪。

老年期是人生总结的阶段,部分老人对自己与他人比较评价中往往走向否定与消极的一面,后悔自责而易患老年期抑郁症。当然对死亡的恐惧心理也影响着老人幸福感。具有追求完美性格以及固执性格的老年人,容易在当破坏了其原有的生活模式而引起各种不适感,导致各种抑郁症状。

3 生活环境因素在老年期抑郁症发病中起什么作用？

老年期抑郁症患者发病前较多存在有明显的精神刺激因素,如职业功能的丧失;家庭内部关系的变化,如与妻子、子女关系不和,婚姻状态的改变;闲暇和社交活动的质量的下降,如邻里关系不和、兴趣爱好减少,独处时间增多、社会参与减少;经济水平明显下降等。这些均与老年抑郁的发生密切相关,而且会因这些因素的持续存在而影响到老年期抑郁症的疗效和预后。

老年人的生活负担多处于满负荷或超负荷状态,加之一些老人相对地缺少社会支持和子女的照顾,很容易出现空虚感、孤独感、无愉快感、绝望感、自卑感、能力丧失感,作用丧失感,自我评价下降,从而导致孤独感进一步加重。特别是当生活事件与特有的病前性格交织在一起时,则有可能构成老年期抑郁症有价值的发病因素。

4 药物等物质因素对老年期抑郁症的发病有影响吗？

老年人慢性躯体疾病较多因而常常长期服用某些药物,一些药物会对中枢神经系统产生影响。酒精与香烟成瘾也会引起抑郁心情。产生老年期抑郁症的因素目前普遍认为与躯体或脑器质性病变(尤其是脑血管障碍)有关,而遗传因素影响相对较小。但作为发病的风险因素,则往往是多因素的复合作用,不仅与个体的性格、生活环境有关外,还与孤独、酒精依赖、烟嗜好、经济状况、躯体健康状况等有关。

5 老年期抑郁症有哪些临床表现？

(1) 较多出现明显的焦虑与烦躁。

(2) 顽固地怀疑自己患有或害怕某种严重的疾病。

(3) 常伴有妄想,强烈地表现出罪恶妄想以及虚无妄想。

(4) 躯体不适主诉多。

老年期抑郁症还常见:运动减少、激越、被害妄想、记忆减退、性欲降低、老年期患者睡眠节律变化、神经衰弱综合征等,易导致慢性或长期病程也是老年期抑郁症的临床特点。

6 对老年期抑郁症患者如何选择药物治疗？

鉴于老年人对药物的吸收、代谢、排泄等都减慢，易导致体内血药浓度较高，加之脑组织存在年龄性退变，其对抗抑郁剂的敏感性亦明显高，且老年人常常伴有其他躯体疾病，经常会遇到药物合并使用问题。在具体使用药物治疗时，应考虑到所用药物的最低有效剂量、通常有效剂量、最大耐受剂量、最高允许剂量、中毒剂量、致死剂量及安全范围、毒副作用；同时，对患者的躯体情况、正在服用的其他药物、药物之间可能发生的相互作用等，也应注意。在治疗初期，药物剂量从低剂量逐渐推进到最低有效剂量之上，达到通常有效剂量范围。但通常有效剂量不一定就是该患者的最佳剂量。

7 心理治疗在老年期抑郁症中的作用？

抑郁状态的心理治疗方法对于老年期抑郁患者同样有效，但切入点与重点不仅要消除抑郁症状，而且要促进患者人格完善，改善其适应性行为和人际关系。

老年人性格多孤僻，任性，易生闷气，加之身体衰弱，抵抗不住各种刺激，因此对老年人：① 要详细了解病史，了解老人的心理需求，多方面提高老年人对生活的兴趣；② 语言要和蔼，通俗易懂，激发患者以往的兴趣与爱好，以保持老人心情愉快；③ 避免不良环境的刺激，多付出爱心，要让老人有事做，让老人感觉到自己还是一个有用的人；④ 要经常主动询问其吃什么等。

除此以外，家庭支持和社会保障等也同样具有不可替代的作用。

8 高压氧治疗对老年期抑郁症有效吗？

高压氧治疗可以有效改善患者抑郁症状和促进神经功能的康复，对于脑卒中后抑郁的治疗与康复是一个有效的方法，但在治疗时一定要注意安全性，有强烈自杀企图或行为的患者不宜采用。

9 如何做好老年期抑郁症患者的家庭护理？

（1）要尽可能消除患者的诱发因素，在合理的范围内满足患者的要求，以营造一个宽舒的康复环境。

（2）积极主动与患者交谈，语调亲切，同时耐心听取患者的诉说，经常给予鼓励和支持。

（3）在日常生活上体贴关心患者，保证患者的营养和良好的体质，保证充足的睡眠，鼓励患者参加力所能及的工作和适当的运动。

（4）详细向患者解释用药的目的、药物的名称、剂量、服药方法，药理作用和副作用及注意事项等。

（5）避免不良因素刺激，对患者最好要报喜不报忧，注意观察病情变化，预防自杀。

（6）需建立良好的社会支持系统。

10 老年人如何远离抑郁？

首先,应该客观对待自己的衰老。生理衰老是不可抗拒的自然现象,不要感到某些不适就悲观失望。可以通过适当的锻炼和科学的保养,来延缓自身的衰老。

第二,要积极转变自我意识,维持心理平衡。面对离退休或生活环境的变迁,要承认并接受这一现实,然后以一种积极的心态重新认识自己在社会生活中的地位和作用,重新调整自己与他人的关系。

第三,生活有追求,精神有寄托。量力而行地给自己设定一些新的追求,使自己的精神生活更富有。

第四,保持社会交往,密切人际关系。应努力保持一定的社会交往,适当安排一些有益身心的文体娱乐活动。

第五,保持豁达乐观,知足常乐。老年人更应该看淡人世间的曲折,保持豁达心态。

11 老年期焦虑障碍的患病率有多高？

在老年人群中广泛性焦虑障碍的患病率在 $0.7\%\sim10.2\%$,绝大部分病例是在 65 岁以前发病;恐惧障碍的患病率为 10% ,其中广场恐惧最常见(7.8%),其次为单纯恐惧(2.1%)和社交恐惧(1.3%),绝大多数恐惧障碍妇女是晚发的;强迫症和惊恐障碍在老年人群中较少见,患病率小于 1.0% ,两者多为青壮年发病,迁延至老年,老年期首发病例往往提示可能存在器质性病变。

12 病前性格对老年期焦虑障碍发病有什么影响？

大量的研究表明,病前性格与老年期焦虑障碍发病密切相关。早在 20 世纪 60 年代,人们就注意到 A 型性格的人易患与应激相关的焦虑障碍。这类人无论是在职或退休,行为方式始终是争强好胜,做事急,好发脾气,自我施压,认为自己的身体和精神完好,犹如铁打钢铸,从未有会患病的心理准备。

随着老年人生活节奏和社会地位的改变,孤独感和失落感的产生,社会心理支持系统缺乏以及某些躯体疾病带来的病痛、家庭关系的变化等等,造就了老年人在个性方面的一些弱点,如固执、易焦虑(自信心不足)、兴趣范围窄、孤独感强、过分关注身体健康、活动减少、爱发牢骚、喜欢回忆往事、不爱修边幅、生活邋遢、对新事物适应不良等等。老年人的这些个性心理特征,可能会使老年人常常处在不良情绪的困扰中,更容易发生老年期焦虑障碍。

13 **应激性生活事件对老年期焦虑障碍发病有什么样的影响?**

应激性生活事件,在老年期焦虑障碍发病中起着重要作用。老年人的应激性生活事件有:离退休、生病住院、老伴去世、独居或与子女分开居住、子女遇到意外伤害、子女不孝不敬等。现实生活中这些生活事件有的是难以预料的,有时甚至是难以避免的。另外,老年人由于受传统的思维方式、生活价值观念的限制,本身容易对新事物看不惯、想不通、摆不平,这些新事物也会在心理上形成紧张刺激,构成负性事件。比如,有的老年人离退休后,突然觉得生活是灰色的,既无趣又无聊,不愿意多活动,甚至出现一些强迫行为,无法控制自己反复做同一件事;有的老年人由于老伴的去世而长期生活在苦闷之中,忧郁寡欢不能自拔,睡不好、吃不香、苦闷、忧愁、焦虑不安;还有的老年人因待遇不公或对世事看不惯,或因后代不敬、不孝而愤懑不平,怨气难消,出现愤怒、恐惧、惊慌等情绪症状,焦虑障碍也就随之而发生了。

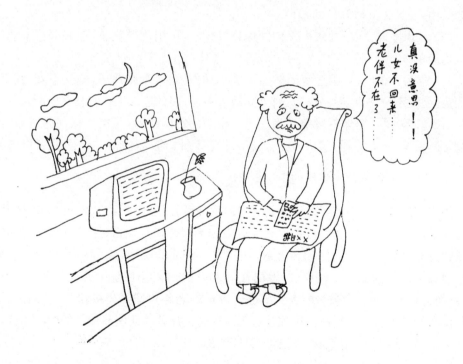

14 **躯体疾病对老年期焦虑障碍发病有什么影响?**

躯体疾病是诱发老年期焦虑障碍的重要因素。当老年人被查出患有肿瘤、高血压、高血脂、脂肪肝、糖尿病、心肌炎、乙肝、胃炎、鼻炎、咽喉炎等疾病后,或在一次外科手术过后,都可诱发焦虑障碍。

老年人患了躯体疾病,生理机能的衰退在一定程度上更容易产生心理上情绪消沉、抑郁、焦虑不安,而这种消极的心理特征又反过来加速生理上的衰退,加重了原有躯体疾病的病情。这类老年患者可由最初局部单一症状如心慌,扩展到全身各种症状,如头晕、胸部有压迫感、出汗多、咽部异物感、双侧肩颈疼痛、后背发麻、入睡困难、多梦、早醒等。这时老年人的躯体焦虑症状逐步泛化,其对身体和精神的影响要远远超过原发躯体疾病的本身。

⑮ 老年期焦虑障碍有哪些临床表现?

焦虑障碍是老年期的一种常见病,主要是老年人担心失去控制和期待危险或不幸的到来,伴有紧张不安、注意力集中困难、记忆力差和精神无法松弛等。具体表现有:

(1)主观感受:患者感到恐惧、害怕,表现为对未来可能发生的、难以预料的某种危险或不幸事件的经常担心,甚至出现怕失去控制而发疯或濒临死亡的威胁,注意力不能集中,有失去支持和帮助感;

(2)认识障碍:在急性焦虑发作即惊恐发作时,可出现模糊感,担心即将晕倒,思考较为简单;

(3)行为方面问题:因注意涣散而出现小动作增多,东张西望,坐立不安,甚至搓手顿足,惶惶不可终日,容易激惹,对外界缺乏兴趣,因此造成工作和社交中断;

(4)躯体症状:躯体不适常是焦虑老人最初出现的症状,可涉及任何内脏器官和植物神经系统,常有心悸,脉快,胸闷,透不过气,口干,腹痛,便稀,尿频和大汗淋漓等。

⑯ 为何老年期焦虑障碍的识别率低?

焦虑障碍是一种易与躯体疾病相混淆的精神障碍,患者一般在发病第一时间到综合医院就诊,多按躯体疾病查治,因此老年期焦虑障碍识别率低、误诊率高、误治时间较长("一低一高一长")的问题较普遍,使得原本可治的疾病,成为棘手的疑难之症。例如,Mulsant 等进行了一项研究,发现有 1/3～1/2 的老年住院患者有严重的焦虑症状,然而只有 8% 的患者被诊断为焦虑症。大量的老年焦虑障碍被诊断为冠心病、脑动脉供血不足、慢性胃炎等等,单纯针对躯体疾病治疗并不能解除他们的内心痛苦,还消耗了家属大量的精力,浪费了宝贵的医疗资源。

⑰ 如何区分躯体疾病的焦虑症状和老年期焦虑障碍?

老年人由于身体各器官功能有不同程度的老化,神经内分泌系统出现紊乱失调,体内激素水平发生相应的改变,容易罹患躯体疾病。许多躯体疾病症状表现可以类似于老年期焦虑障碍。例如,甲状腺功能亢进与焦虑障碍在症状上有诸多相似,如心烦、消瘦、发热、心动过速等,但甲状腺功能亢进多有眼睛和心脏的病理改变。ECT 检查甲状腺有病理变化。部分焦虑障碍患者也会出现短时 T_3、T_4 增高的现象,但一般没有甲状腺功能亢进明显。抗甲状腺药物可以缓解症状,而对焦虑障碍疗效较差。

焦虑障碍的植物神经功能失调症状如心悸、气促、胸闷等与心脏疾病的表现相类似。但心脏疾病心前区不适感主诉与活动程度呈正比,发作时心电图有明显改变。而焦虑障碍症状表现通常与活动程度无关,心电图也无明显改变。美尼尔氏综合征的眩晕症状与焦虑障碍的头昏易混淆,但美尼尔氏综合征以中耳疾病为其主要病理相,并伴有眼球震颤、耳鸣等症状,可以此鉴别。

18 如何区分老年期抑郁症和老年期焦虑障碍?

老年期抑郁症是以持续的情绪低落,悲伤、失望、兴趣下降、无乐趣为主要特征,常伴随心烦意乱、紧张不安,体重下降、周身不适等躯体症状。严重抑郁症患者会自责、绝望,甚至出现自杀念头。而老年期焦虑障碍包括广泛性焦虑障碍、惊恐发作、社交焦虑(恐惧)症、广场恐惧症、强迫症、创伤后应激障碍等,常表现为紧张、烦恼、易怒、恐惧不安,以及一些自主神经症状如头晕、胸闷、心悸、呼吸急促、疼痛、出汗、潮红、口干等。焦虑障碍以焦虑症状为主,过度担心是焦虑症状的核心。

19 健康教育对老年期焦虑障碍有何用处?

一旦焦虑障碍诊断成立,就应该给予患者健康教育。在治疗的早期,医生就应该向患者解释焦虑障碍是怎么回事,并且告诉患者可以采取一些什么步骤来控制症状。由于患者的焦虑症状往往是模糊的、不明确的,通过教育可以让他们认识到自己的症状符合已知的疾患类型,其他患者也有类似症状,现有的治疗技术能够消除他们的病痛。这可以改善患者与医生的合作程度,有助于患者坚持治疗计划,提高依从性。

医生还应该了解患者的生活方式,如睡眠卫生和饮食习惯。如果已经有酒精依赖,停止饮酒可以引发伴有焦虑的戒断症状。咖啡里的咖啡因可使焦虑恶化或诱发惊恐发作,烟草里的尼古丁也有类似作用。向患者推荐某些生活实践之道,以减轻生活中的应激,提供有益的建议如合理的饮食、适当的运动和休息等等。除了与患者交谈外,还可以发放有关的宣传手册和书籍,随时可供患者阅读,以获取相关知识。

20 认知疗法对老年期焦虑障碍有何用处?

老年期焦虑障碍患者的痛苦在很大程度上是歪曲的和不正确的认知所造成的。认知疗法就是用来改变患者的认知方式,帮助患者重新塑造他们对世界的看法,使他们对世界采取更加积极的态度。也就是说,如果对事物有正确的认知,有个好的心态,就会有好的心情。

物随心转,境由心造,烦恼皆由心生。赵朴初先生在他92岁时写出了脍炙人口的《宽心谣》:"日出东海落西天,愁也一天,喜也一天;遇事不钻牛角尖,人也舒坦,心也舒坦……"。人生在世,财富地位是不可能人人平等的,但在健康快乐面前,我们可以人人平等。要善于在平凡的生活中寻找生活乐趣。有了好的心态,心理平衡了,生理才能稳定,才会有好的身体。环境不易改变,不如改变自身的认知,改变自身的心态。世事烦扰,知足常乐,能放得下的就是智者。因此,应对患者的情感体验和躯体感受给予合理的解释,消除或减少其对疾病的过度担心和紧张,从而调动患者的能动作用。

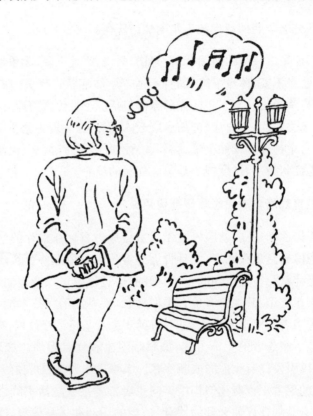

21 "冥想静坐"对老年期焦虑障碍有何用处?

人的情绪、内脏功能、植物神经功能都是不随我们主观意志而改变的,即不能用意志来直接控制。但人们可以通过有意识的训练去调整那些通常不能随意控制的机能,这些训练法包括中国的气功、坐禅、瑜伽、冥想疗法及渐进放松训练。

冥想静坐也是一种身心放松的方法。具体来说,就是有意识地在行为上表现得快活、轻松和自信。如端坐不动,闭上双眼,然后开始向自己下达指令:"头部放松、颈部放松",直至四肢、手指、脚趾放松,使自己全身处于一个松和静的状态中。随着全身的放松,焦虑情绪可得到慢慢缓解。

22 社会支持系统对老年期焦虑障碍有何用处?

社会支持系统,就是一个人在日常生活中建立起来的社会交往关系。俗话说得好:"一个好汉三个帮,一个篱笆三个桩",谁都有三朋四友,五亲六戚。老年期焦虑障碍患者可以借助社会支持系统,摆脱困境与痛苦。当老年患者遇到不愉快的事情时,不必一人躲在屋里闹情绪,可以与亲朋好友交换一下思想和看法,将心中的委屈、压抑、担心、焦虑统统说出来,通过亲友们的分析,可以使自己思想明快,亲友们还可以分担你的忧愁和帮你解决许多实际问题。因此,老年期焦虑障碍患者可通过借助社会支持系统,特别是家人和亲友来分忧解难,以缓解自己的焦虑紧张不安情绪。

23 人到老年,睡眠时间减少是否就是失眠?

一般来说,随着年龄的增长,总睡眠时间逐渐减少,老年人正常睡眠时间一般在5~7小时。其次老年人的睡眠结构也发生改变,快速眼动睡眠比例及深睡眠时间减少。此外,老年人的睡眠模式也发生变化,如睡眠时相提前,表现为早睡早醒;形成多相性睡眠模式,即睡眠时间在昼夜之间重新分配,夜间睡眠时间减少,白天瞌睡增多。这些都是随年龄增长而出现的内在生物节律的改变而发生的改变。这些改变提示老年人获得深睡眠和持续睡眠的能力下降。但应该引起我们注意的是,老年人对睡眠的需求并没有因此而减少。

当然年龄的增长并不总是与不良睡眠联系在一起的,很多健康老人并不存在睡眠问题,睡眠障碍的发生与个体躯体健康状况、心理状态以及周围环境有密切关系。

24 睡眠障碍在老年人中非常普遍吗?

睡眠障碍在老年人中很常见。据美国的统计显示,65岁以上的人群中,只有12%的人没有受到过睡眠问题的困扰,其余均存在入睡困难、觉醒次数增多和早醒。同时,老年人自我报告的失眠率虽然为14.35%,但根据睡眠行为与睡眠质量评定量表(SBQS)判断的失眠率却达29.0%。

25 睡眠障碍对老年人有什么危害?

睡眠障碍人体是亚健康状态的发生与发展的重要因素,对人的精神状态与体力都有很大影响,直接影响到人的生活质量,并导致多种疾病发生、发展与加重。长期睡眠障碍会严重影响老年人正常的日间活动,损害生活质量,并大大增加罹患其他疾病的危险。在一项关于睡眠障碍与死亡风险的研究中,对272名老人院的老人进行了长期观察随访,结果表明:2年后失眠、白天嗜睡以及入睡延迟组的死亡率明显升高。长期的睡眠减少容易导致精神萎靡、反应迟钝、信心下降、烦躁易怒、人际关系紧张等。睡眠唤醒次数的增加往往标志着衰老的发生,而长期的睡眠障碍很可能在暗示我们身体健康状况出现了问题,或是生理功能的不足。

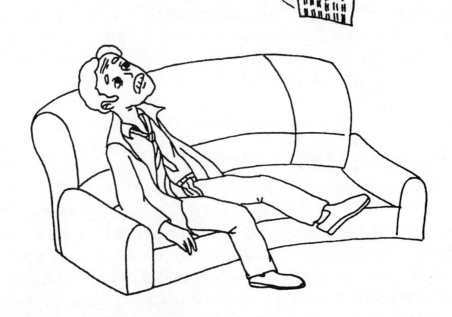

26 老年人常见的睡眠障碍是什么模式?

老年人睡眠的质和量均逐渐出现下降,主要表现为睡眠模式发生变化,深睡眠时间持续减少,出现夜间睡眠浅而容易惊醒。其中失眠是老年人最常见的睡眠障碍,表现为入睡困难或早醒,常伴有睡眠不深与多梦。如果为持续性失眠,应该引起患者的警惕。

27 老年人出现睡眠障碍能否使用镇静催眠药物?

目前睡眠障碍最常见而有效的治疗方法仍是药物治疗。对老年人而言,理想的镇静催眠药是指能针对性解决睡眠障碍所存在的问题、副反应发生率低、成瘾性低、药物相互作用小、价格合理及服用方便等。一般认为苯二氮䓬类药物治疗失眠效果良好,能显著增加睡眠总时间,缩短入睡时间。但由于催眠药不合理使用可导致许多不良反应,具体药物的使用应该在专科医生的指导下科学、规范的选择药物与使用药物。这样既可以有效控制睡眠障碍,同时可以避免或减少镇静催眠药物的不良副作用。

28 出现睡眠障碍后如何自我诱导睡眠?

对于那些长期的慢性失眠患者,行为疗法应该成为主要的治疗措施,以催眠药物为辅助手段。

如经常失眠的老年人容易形成一种条件反射,视卧室和黑夜为不良刺激,一关灯就开始紧张,越急越睡不着。强迫睡眠则容易引起精神兴奋而无法入睡,应该采用松弛自主神经的方法,如睡前热水淋浴,用温水泡足并按摩涌泉穴,或适量饮用温牛奶。根据个人喜好可在睡前听节奏舒缓的优美音乐或简短阅读等。

29 睡眠障碍老年人在饮食上需注意什么?

饮食不当可以导致失眠,中医认为"胃不和则卧不安",养成良好的饮食习惯对于老年人来说不仅有益健康,避免失眠,对于失眠患者来说也具有良好的辅助疗效。长期的失眠会消耗人体大量的能量,及时补充营养有利于促进疾病的康复,建议高蛋白、高纤维、高热能饮食为主,并注意服食润肠的食物,以保持大便的通畅。日常膳食应以清淡宜消化者为主,如:豆类、奶类、谷类、蛋类、鱼类、冬瓜、菠菜、苹果、柑橘等。平日注意摄取具有补心安神、促进睡眠作用的食物,如:核桃、桂圆、莲子、红枣、小麦、鸡蛋黄、牛奶、蜂蜜等。

避免饮用茶、咖啡等含咖啡因的饮料及辣椒等辛辣刺激性食物。晚餐不可过饱和过饥,不宜过食不易消化的食物,不宜大量饮水及饮酒。

30 市场上"脑白金"等褪黑素产品对老年失眠效果好,是否有科学依据?

褪黑素在人体中作用相当于一种光的传感器。外界的光线通过它作用于神经元的活动,从而调节昼夜节律。给予正常人褪黑素可使睡眠增加。短期使用可不同程度改善老年人睡眠节律性睡眠障碍。它能显著缩短入睡时间和改善睡眠质量,但主观睡眠质量改善不明显。对于长期使用苯二氮䓬类药物和睡眠时褪黑素水平偏低的老年失眠者最有效。褪黑素起效比较缓慢,一般应该在睡前1～2小时服用。应该引起注意的是褪黑素长期或大量使用对身体有没有不良影响,目前尚无明确的结论。孕妇与患有情感障碍(如抑郁症)的患者禁止使用。

■■■ 第十六章

女性相关心理问题

① 心理社会因素在女性抑郁症发病中起了什么作用？

如今社会仍是男性居于主导地位，与男性相比，女性遇到身体伤害和性骚扰的机会较多，这些常会使她们自信心降低、自责、在社会交往中孤立自己，进而导致抑郁性疾病的发生。女性在家庭中承担着重要、繁重的角色，抚养孩子，照顾父母，同时还要面对工作中的挑战。贫困是严重的社会问题，而贫困人口的大多数是妇女和儿童，她们会感到孤立，无法把握自己的前途，经常出现悲观和自责的情绪。老年丧偶的人大多数是女性，她们都会经历不同程度的抑郁反应。抑郁症患者还有一定的性格基础：遇事多悲观消极、自信心和对事态的控制力差、多虑，而传统的教养方式就是要培养女性顺从、不争的美德。这些都使女性容易发生悲观、消极的情绪，直至产生抑郁性疾病。

② 生物学因素在女性抑郁症发病中起了什么作用？

从生物学角度来讲，身体内分泌的稳定性与抑郁症的发生关系很大，所以女性抑郁症有几个发病高峰：一个是青春期，明显的特征就是经前期紧张综合征，很多女性月经前有抑郁和焦虑的症状，这说明内分泌的变化是改变人的情绪的重要因素；一个是产后，国外有关调查显示，产后有 30％左右的妇女患有不同程度的抑郁症，这并不是生了孩子不高兴，而是因为体内的激素水平发生了大幅变化；还有一个就是更年期，此期抑郁症患病率比较高，同样也与内分泌的不稳定有关。所以，女性患抑郁比男性高，除了社会因素外，特殊的生理因素不容忽视。

③ 女性患抑郁症与一般重性抑郁症的临床表现相同吗？

女性患抑郁症与一般重症抑郁大致相同，最常见的症状是莫名其妙的乏力，其次是兴趣减退，第三是情绪低落，严重的甚至想到结束自己的生命。这些都是抑郁症的核心症状。如果具有这些症状，持续时间超过两周，就可以诊断是抑郁症，就该到医院就诊，接受治疗。

但是女性抑郁症有其自己的特点，症状多种多样，除了主要精神症状外，厌食、恶心、呕吐、腹胀等消化吸收功能失调症状，月经不调、经期腹痛等妇科症状也不少见。

④ 女性患抑郁症之后怎么办？

对于病情不严重的女性可到专业机构寻求心理治疗，严重的患者可在心理治疗的基础上采用药物治疗。同时，由于女性具有特殊的生理特征，在抑郁症的治疗上可以采用一些特殊治疗方法：对于更年期抑郁症，可以使用雌激素作为补充治疗。对于怀孕期和哺乳期抑郁症女性，国外正在研究采用"强光疗法"代替药物治疗。对于轻度抑郁情绪，自我心理调节也是治疗的一个方面。

⑤ 抑郁症女性如何进行自我调节告别抑郁呢？

首先，要树立自信心，并学会换个角度看问题；其次，要学会放松自己；再次，确立明确的目标，并努力去实现；最后，以宽容的态度正视现实，不要自我压抑，寻找一种恰当的方式使自己的消极情绪得到宣泄。

⑥ 为什么孕期女性易患抑郁症呢？

关于孕期抑郁发作和复发的可能原因，一般认为主要与激素水平变化相关，当然，也可能与孕妇既往精神保健状况不良有关。女性妊娠期卵巢分泌的黄体酮增加，雌激素浓度也明显升高。妊娠的头三个月，随着激素水平的变化，女性会有情绪上的改变，抑郁障碍发生的可能性也随之增大。抑郁障碍在怀孕 7 个月的时候发病率最高，这是因为孕初期的欣喜和兴奋到这个时候基本上过去，怀孕后期身体负担会加重，对产妇造成了一种压力，而且随着分娩的到来提高，对分娩疼痛的一些担忧等等，情绪就更加受到影响。另外，婚姻不和谐、心理社会支持不良、最近有负性生活事件、社会经济地位低、意外受孕、对体型的变化担忧等均可使抑郁的发病率增加。

⑦ 孕期女性患抑郁症后对胎儿有何影响？

人们较多注意精神药物给胎儿带来的影响，而对孕期精神疾病本身的风险估计不够。目前的研究已发现抑郁障碍本身也会影响胎儿发育。已有研究发现孕妇的抑郁症状和早产、出生体重低、头围小、Apgar 分数低有关。这可能是抑郁症孕妇增高的皮质醇和儿茶酚胺影响了子宫的血流，导致子宫的功能亢进，进而影响胎盘功能。动物实验提示孕期所受刺激与胎儿脑死亡、脑结构发育异常有关。孕期所患抑郁还会影响孕妇的自我保健能力及对胎儿的照顾能力。有抑郁障碍的孕妇常常食欲下降、体重减轻，而且更易吸烟、饮酒甚至使用非法药物，这些都会影响到胎儿。

8 **孕期女性患抑郁症如果不治疗,对孕妇自身及家庭有何不良影响?**

许多一直使用抗抑郁药的妇女在孕后不是自己决定就是被建议停用抗抑郁药,这使她们面临很大的风险,越来越多的研究表明复发率增高与停药有关。有反复抑郁发作的妇女若停药准备怀孕,有70%在怀孕期的前3个月会复发。严重抑郁障碍的孕妇还会有自伤自杀行为。孕妇患抑郁障碍也会影响到其他家庭成员,抑郁障碍会使得人际交往困难,会损害家庭关系,并影响到婴儿今后的成长。另外,怀孕期间出现抑郁障碍的妇女在产后也更易出现抑郁障碍。

9 **如何对孕期女性进行非药物治疗?**

对孕期抑郁症心理治疗是必需的,孕妇可以到综合医院心理科或专门的心理咨询机构寻求帮助。一般来说,加强对孕妇的心理支持治疗,鼓励患者同家人多沟通交流,对妊娠和分娩有正确的了解,对减轻患者的抑郁症状是有帮助的。另外,催眠治疗也不失为非药物治疗的一个好方法,在催眠过程中良好的语言暗示可对抑郁症状有缓解作用。

对于轻性的抑郁障碍病人,中止药物治疗是合适的,在怀孕之前准备停药时就应开始人际心理治疗、认知行为治疗,然后逐步减药。停药期间,应对孕妇进行密切观察。有精神疾病的妇女在孕期复发的风险很高,孕期发现有助于减轻并发症,使治疗变得容易。

10 **孕期女性抑郁症该如何使用药物?**

在使用药物治疗时充分考虑到:① 药物对胎儿的影响;② 孕妇的精神疾病若不治疗所带来的风险;③ 中断维持用药物所带来的复发风险。任何一种选择都不是完全没有风险的,医生、孕妇本人及其家人协商非常必要。医生的责任是向他们提供最新的准确的药物知识,帮助病人选择最合适的治疗。若因病情需要,孕期不得不使用包括抗抑郁剂在内精神活性药物时,对胎儿至少必须考虑三点:① 可能的器官畸形和发育畸形;② 产后出现毒性反应或撤药综合征;③ 出生后出现神经行为异常。

11 **怎样预防产褥期抑郁症?**

产褥期抑郁症的发生,受社会因素、心理因素及妊娠因素的影响。因此,应加强对孕妇的精神关怀,利用孕妇学校等多种渠道普及有关妊娠、分娩常识,减轻孕妇妊娠、分娩的紧张和恐惧心情,完善自我保健。在分娩过程中,对孕妇多关心和爱护。这些对于预防产褥期抑郁症有积极意义。产褥期抑郁症预后良好,约70%患者于1年内治愈,仅极少数患者持续1年以上。

12 什么是产后抑郁障碍？

有些产妇在产后感情变得很脆弱，特别容易疲劳、食欲不振、性欲减低、失眠，做事的效率及能力减低，这些现象都是心理障碍的体现，医学上称之为产后抑郁症，常发生在产后 3 个月或 6 个月内。6 个月以后发生的抑郁不考虑产后抑郁，而应考虑可能是一次重症抑郁的发作。大部分在生产后一年可以自愈。产后抑郁障碍影响了 10％～15％的产妇。产后抑郁障碍是最常见的产后并发症，这对孕妇和其家庭及孩子抚养，有潜在、长期、严重的不利影响。最近的研究发现抑郁障碍母亲抚养的婴儿更容易出现行为问题，并表现出认知功能和情感发育障碍。然而，大多数产后抑郁障碍病例并未被及时发现和干预。

13 产后抑郁症发病的心理社会因素有哪些？

① 产妇患病前就具有敏感、内向、焦虑等人格特征和易感素质。② 有角色适应上的困难，生了孩子意味着从一个单纯的女人变成一个母亲，这种角色的转变意味着对自己有新的责任和要求，这种角色的适应需要一段时间。此外还可能存在一些现实问题，如家中增加新成员、家庭成员人际关系、物质生活条件等等，无一不给初为人母的人形成心理影响因素。③ 存在心理社会应激（如丧亲，缺乏伴侣关怀或家庭的支持，家庭经济拮据，怀孕的矛盾意向，婴儿性别与期望不符等）。④ 产妇病前不善于处理人际矛盾（如婆媳不睦、邻居关系紧张、职业场合的冲突等）。此外，文化可以是特殊的危险因素，而没有家庭支持的孤立母亲最易发生抑郁障碍。

175

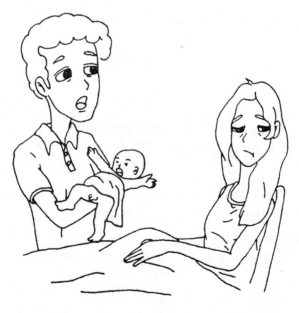

14 产后抑郁症发病的生物学基础有哪些?

（1）内分泌因素,妊娠期体内内分泌变动较大。为了保证胎儿的正常发育,体内内分泌会做出相应的调整,如孕激素、雌激素、促肾上腺皮质激素等分泌增加。分娩后这些升高的激素又重新回复到以前的水平,并且催乳素急剧增加。这种激素的变动往往牵一而动百,容易形成生理上的平衡失调,从而影响心理状态。另外有各种生理性应激(例如,分娩后内分泌激素及生化的改变、产后失血、睡眠节律改变、疲劳、营养摄入不足、水电解质紊乱、酸碱失衡、产后激发原有躯体疾病,出现严重并发症等)也可引起产后抑郁。

（2）亲家族中有抑郁障碍的遗传史。

（3）医用药物的不当使用,如曾服用抗高血压药。

（4）产妇自身曾有抑郁障碍的既往史。

15 产后抑郁有哪些突出表现呢?

典型的产后抑郁症的症状类似于重型抑郁症,主要表现为焦虑和抑郁,疲劳、睡眠障碍、食欲异常、记忆力下降、注意力不集中,感到内疚、羞愧、愤怒,没有能力或无望感,存在自杀想法或自杀行为,有时出现强迫观念或行为,怕出门,对自己、小孩及伴侣过分关心,怕发生不幸事件等。产后抑郁症状常常持续几周甚至一年以上,如果不治疗,可能转向慢性化。

16 如何治疗产后抑郁症?

（1）心理支持:首先向病人解释什么是产后抑郁症,其次倾听病人谈话,开放性谈论一些有关问题,第三要提供基本帮助。

（2）心理治疗

① 婚姻咨询:告诉丈夫产后抑郁症的基本知识,以及他妻子这个时期的心理需求;向丈夫明确提出妻子非常需要实际的感情支持;妥善处理夫妻关系方面的具体问题。

② 认知治疗:是用合理的观念代替不合理的想法,并安排活动计划,打破过去那种把任何事情都看成最坏的心理状态,正确对待现实,既看到优点,又找到不足,减少用推理的方法歪曲地看一切问题。

（3）药物治疗:在专科医生指导下,服用一些有效的抗抑郁剂,严重自杀倾向者可入院治疗。

17 男性也能有产后抑郁症?

有些男性会出现产后抑郁症的一些症状,是因为:第一,突然得到一个小孩,没有任何心理准备,难免给一些人带来精神负担;第二,爱人生了孩子,丈夫同样会感到疲劳,除了正常的工作外,还要照顾妻子和小孩;第三,女性产后或多或少都会把相当部分的精力花费在小孩身上,精神依托也会由丈夫身上转移到小孩身上,从而分薄了对丈夫的亲切和柔情,而这样的变化对于一些男性来说可能就是一种打击。

18 如何有效解决男性产后抑郁症?

对于男性产后抑郁症,只有从其产生的原因寻找缺口才能彻底解决。首先,要做足心理准备,一方面是在孩子出生前,从书本上学些育儿的知识;另一方面,孩子刚出生后的一段时间,要注意自身心理调节,明白有一时的困难是必然的,不必烦恼。其次,多与亲人朋友沟通,把自己的苦恼向别人倾诉,寻求帮助。最后,主动找心理医生帮助,找出症结所在,必要时可以辅助药物治疗。男性的产后抑郁症尚未引起人们的重视,不论病人本身或者是医生,都应对男性出现的这类症状认真对待。

19 什么是更年期抑郁症?

妇女到了绝经期前后,由于女性激素水平的下降,常会发生一些神经精神症状,其中以抑郁和妄想最为突出。本病常先有月经的改变,然后出现精神症状,即特征性的三联征:情感低落、思维缓慢和意志减退。二者常互相影响,形成恶性循环。那么,得更年期抑郁症的人多吗? 更年期女性中抑郁症的发病率为46%,大部分的患者为轻度。更年期抑郁障碍还常伴有明显的易激惹症状。

20 促发更年期抑郁症的因素有哪些?

(1)妇女进入更年期后,卵巢开始萎缩,绝经后雌激素分泌锐减,就会出现烦躁、易激动、潮热等更年期综合征的症状,若不能及时调整心态,正确对待,反复下去就易发生抑郁症。

(2)绝经后妇女性欲减退甚至无性要求,给两人世界带来了极大不便。若丈夫不理解妻子,势必会增加妻子的心理负担,长期下去就会导致抑郁症的发生。

(3)更年期妇女多临近退休或受到下岗的威胁,使患者心理存在多种顾虑。有的产生孤独感,进而产生忧郁;下岗职工经济收入似乎难以保障,使她们由危机感逐渐产生抑郁症。

(4)有些妇女进入更年期后,整天闭门自思、闷闷不乐,自讨苦吃,久而久之便产生精神忧郁。

(5)能适应新的生活环境变化。

21 更年期抑郁症与更年期综合征的关系如何?

由于更年期抑郁症可伴有焦虑、疲倦、失眠、容易发火、注意力不集中、记忆力下降等与更年期综合征类似的情绪症状,所以有人错误地认为更年期阶段出现的抑郁都是"更年期综合征"的一种表现,以为只要平稳渡过更年期就能自然消除抑郁的情绪。将两者进行区分仍很重要。更年期综合征的突出表现为潮热,夜间出汗,月经不规则,有的女性还会出现心悸、焦虑、轻度抑郁、头痛、头昏等症状,对更年期综合征进行激素替代疗法可收到很好的疗效,而对更年期抑郁症要进行正规的抗抑郁治疗。

22 更年期抑郁症如何治疗?

对于更年期综合征中伴有的抑郁情绪一般可以由妇产科医生诊断后通过激素替代疗法进行治疗。但如果是更年期阶段出现的抑郁症单用雌激素补充治疗还不够,应该到心理门诊请医生诊治,以抗抑郁治疗为主,一般选择药物治疗合用心理治疗,严重者按重症抑郁处理。除了应用抗抑郁药物以外,心理治疗也是十分有效的治疗方法。在心理治疗方面可以接受个别心理治疗,也可以接受家庭治疗或夫妻治疗,这样才有利于患者更好地调整好自己的心态。可根据不同的对象和不同的需要作不同的选择。如果抑郁的情况很严重,并有强烈的轻生的想法或行为,那就应该转到精神科或精神病医院进行诊治。

23 怎样预防更年期抑郁症?

从临床发病机理来看,预防更年期抑郁症应从以下几个方面着手:

(1) 提前认识本病,做好心理准备。

(2) 处理好家庭、社会关系。

(3) 创造丰富多彩的生活。

(4) 合理安排体育锻炼。

(5) 视"负性生活事件"。

24 女性还有哪些特殊生理状况下易得抑郁障碍?

(1) 堕胎:堕胎后抑郁症的发病率显著低于正常产后,而犯罪性的堕胎之后,抑郁症的危险性增高。

(2) 流产:自发性流产伴有较严重的痛苦,流产后为了刮宫而住院的妇女中,几乎一半出现精神障碍,主要是抑郁症。曾有抑郁障碍既往史者,流产作为一种应激性原因,会使抑郁障碍再次发作,比预期发病率高出 2.59 倍。尤其是主观上不情愿流产的心理矛盾者,更易发生。

（3）死产：死产增加了发生抑郁症的危险。应允许父母悼念他们的孩子,并支持参与安葬、纪念的决定。

（4）子宫切除：在子宫切除及绝育术后,精神病发病率降低。但在子宫切除前后妇女中发生精神障碍要高于一般人群。

㉕ 对生育期女性抑郁障碍病人如何用药?

（1）要重视药物对胎儿的不利影响。建议原则上不给孕妇服用抗抑郁药,妊娠期头3月的孕妇肯定不应用药,若不得不用药,也应选择毒副作用尽可能最小的药物。

（2）确保孕产妇的安全。对女性抑郁障碍病人,若妊娠期孕妇抑郁症状明显恶化(可由停药或妊娠反应所致),将明显危害孕妇心身健康,甚则出现自杀,那么无论处于孕期的哪个阶段,都应及时恢复系统治疗。

（3）合理选择药物品种和用量。多数药物经肝脏降解后排出体外,而胎儿或婴儿肝脏的发育很不完全,故建议:一是不使用有肝脏毒性作用的抗抑郁药;二是尽量慎用或不用主要经肝脏代谢的药物。

（4）哺乳期服药者可放弃母乳喂养。既能有效控制哺育期女性病人的病情,也避免了对婴儿发育的不利影响。

㉖ 女性为何更容易焦虑?

女性更易患焦虑障碍有多方面的原因,如生理方面:女性肌肉力量偏弱、每月都有"特殊几天",经历生育过程,有更年期问题等等;心理方面:女孩子从小就被要求顺从、听话、文静,孩子总是在做父母想做的事情,或者是充当一个让父母和解的角色,这就让孩子习惯于以顺应别人的感受和需求为第一目的,但结果往往是没人关心她内心的需要,这种内在需求使得孩子处于自我意志与父母管教长期背道而驰的矛盾中,使得女孩子长大后情感更细腻、敏感、爱面子、多要强、对自己要求高、责任心强、做事认真,但又常常对困难和挫折估计不足,遇事易紧张不安,易受不良自我暗示的影响,易缺乏安全感,易对亲情、工作和外貌担忧,故女性更易产生焦虑情绪。另外的原因是父母对女孩子的教育容易是:"这个世界是危险的,没人帮你",因此当事情发生时,这种儿时印象会强烈地投射出来,使得成年女性更容易焦虑。

㉗ 中老年女性为什么常出现疑病焦虑?

中老年女性的焦虑以对自身健康的过分关心和持难以消除的成见为特点。患者怀疑自己患了某种事实上并不存在的疾病,医生的解释和客观检查均不足以消除其看法。出现这一现象的主要原因有:

（1）心理应激因素：女性到中年正是上有老下有小，家庭压力最大的时期，如家庭长期不和、工作上遇到困难或挫折等心理应激因素，可能将注意力转向自身健康，产生了较高的自身感觉的敏感性和暗示性。

（2）身体不适或医源性因素：中年女性由于长期劳累，身体状况走下坡路，所以相当一部分患者是由某些身体不适（无关紧要的躯体疾病）所诱发，少数患者可能是医源性因素。

（3）发病性格因素：敏感、多疑、固执、谨小慎微，以及对自己的健康过于关注和要求尽善尽美的性格特征成为发病性格基础。

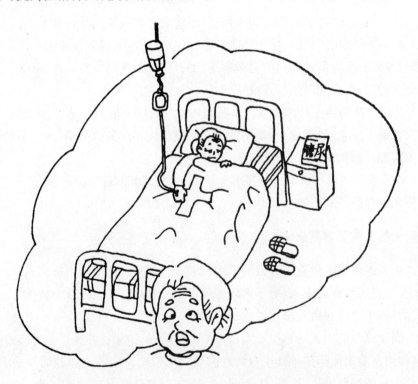

28 中老年女性的疑病焦虑主要表现有哪些？

（1）最初表现：往往为过分关心自身健康和身体任何轻微变化，做出与实际健康状况不相符的疑病性解释，伴有相应的疑病性不适，逐渐出现日趋系统的疑病症状。疑病症状可为全身不适、某一部位的疼痛或功能障碍，甚至是具体的疾病。

（2）症状：以骨骼肌肉和胃肠系统等的症状为多见，就部位而言，以头、颈、腹部居多。

（3）伴发症状：常伴有焦虑、忧虑、恐惧和自主神经功能障碍症状。这种疑病性烦恼是指对身体健康或所怀疑疾病本身的纠缠，而不是指对疾病的后果或继发性社会效应的苦恼。患者也知道烦恼对健康不利，苦于无法解脱、不能自拔，四处求医、陈述病情末，又不相信检查结果和医生的解释或保证。

29 中老年女性的疑病焦虑应该如何治疗呢?

心理治疗配合药物治疗:

(1) 心理治疗:以支持性心理治疗为主,在耐心倾听患者陈述与仔细检查之后,以事实说明所疑疾病缺乏根据。对暗示性较高的患者,在支持性心理治疗的基础上进行催眠暗示治疗可能获得良效。

(2) 药物治疗:主要有抗焦虑与抗抑郁药,可消除患者焦虑、抑郁情绪。

30 什么是女性更年期综合征?

女性更年期综合征又称绝经期综合征,一般是指妇女在 45 岁以后,由于卵巢功能衰退、雌激素水平下降,而导致的以自主神经功能紊乱为主的一系列程度不同的症状,如月经变化、心悸、失眠和情绪不稳定等的综合征。症状大多发生在绝经前后的一段时间内,通常是 40~50 岁。

31 女性更年期综合征主要有哪些表现?

(1) 生理症状:突出表现为月经紊乱,月经量或多或少,甚至月经停止,生殖器官逐渐萎缩;潮热出汗,头晕耳鸣,胸闷气急,全身乏力,关节酸痛,或出现心血管病的症状,如心律失常,血压不稳。严重者还会出现高血压、动脉硬化、面部或双足水肿等表现。

(2) 神经精神症状:① 自主神经系统紊乱。② 幻觉:有时觉得体内有异样感觉,又指不出具体部位,或产生听幻觉,如自己一个人时会听到人说话声等。③ 妄想:比如某些妇女总觉得丈夫对自己不忠,千方百计寻找证据。④ 疑病观念:某些妇女误把生理上的正常变化当做是患病的表现,因而坚信自己患有某种严重疾病,甚至为不治之症,整日忧虑。这个时期,不少妇女会感到自己的注意力不集中,容易跟着外界环境变化而转移,自己的记忆也不如以前了。⑤ 情绪不稳定:这个阶段,许多妇女会出现抑郁、焦虑,情感易变化、易波动。她们有时整天情绪低落,表情忧愁;有时她们又很容易发无名之火,可能一件小事就能引起她们较强烈的情感反应;有时絮絮叨叨,悲观厌世,甚至有自杀倾向。⑥ 睡眠障碍:许多妇女会出现失眠,如难以入睡或睡眠浅、不解乏、多梦。⑦ 其他:有的妇女会出现感觉迟钝、反应变慢等表现。

32 是更年期抑郁症还是更年期综合征?

更年期抑郁症的情绪表现和躯体症状往往被误以为是更年期反应,不被患者和家里人注意,容易延误治疗,若处于更年期的女性感到长时间情绪低落、紧张焦虑或怀疑自己患了不治之症,可是又查不出具体疾病,提示可能患了更年期抑郁症,在这种情况下应到临床心理或精神专科门诊就诊,及早进行有效的抗抑郁药物和心理治疗。

更年期抑郁症的家庭成员应该疾病有所认识,注意从心理上理解患者,同情患者,注意关心保护支持患者尽快恢复健康,对疾病的严重性有充分的估计,对一切可能发生的意外情况采取有效的预防措施。

33 什么是躯体情况所致的焦虑障碍?

躯体情况所致的焦虑障碍属于继发性焦虑障碍,临床表现突然的焦虑、惊恐发作、强迫观念或强迫行为占优势,从病史、躯体检查或实验室检查有证据说明焦虑障碍是躯体情况的直接生理后果,排除其他焦虑障碍。例如,以严重的躯体情况为应激因素引起的焦虑情绪;焦虑症状引起苦恼或社交、职业以及其他重要功能的损害。这类焦虑障碍一般会随躯体影响因素的消除而痊愈,治疗方面首先考虑治疗躯体原发疾病为主,必要时辅以抗焦虑药对症治疗。

34 女性焦虑障碍患者如何自我保健?

① 保持良好的心态,要知足常乐。② 保持心理稳定,避免大喜大悲,凡事想得开,促使自己的主观期望不断适应客观现实,不要企图让客观事物纳入自己的主观思维轨道,那不但是不可能的,而且极易诱发焦虑、抑郁、怨恨、悲伤、愤怒等消极情绪。③ 要注意"制怒",不要轻易发脾气。④ 轻微焦虑的消除,主要是依靠个人,当出现焦虑时,首先要意识到自己这是焦虑心理,要正视它,不要掩饰它的存在,能接纳,同时运用注意力转移的原理,及时转移注意力,当你的注意力转移到新的事物上去了,心理上所产生的新的体验可驱逐和取代焦虑心理。⑤ 如果感到焦虑不安时,可以运用自我放松的方法进行调节,比如,闭上双眼,向自己身体发出指令:"头部放松、颈部放松……",运用意念的力量使自己全身放松,还可以运用想象放松法来消除焦虑,如闭上双眼,在脑海中创造一个优美恬静的环境,想象在大海岸边,海风轻轻地拂着你的面颊,海鸥在天空飞翔……焦虑心理就可以慢慢得到平缓。

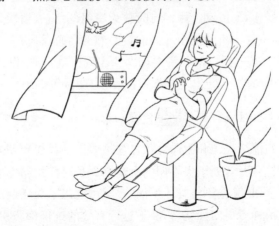

35 **女性焦虑障碍患者的家庭如何为其提供帮助?**

女性焦虑患者的家人应该了解焦虑障碍的来龙去脉,理解这是一种疾病,多发现并表扬病人的微小成绩,劝她处于压力时不要期望太高,家人应该根据病人自己的改善来衡量其进步,而不是参照别人能够做什么。家人可以提供支持鼓励,以同情的心情去关心体贴病人,协助其消除病因。营造一个可以促进康复的环境,家人努力提供安全、安静、舒适的环境,尽量减少刺激,鼓励形成良好的生活习惯,适当参加娱乐性为主的文体活动,鼓励参加自己喜欢的、易完成的集体活动,鼓励他们进行慢跑、气功或太极拳等运动,以转移注意力,减少对焦虑本身的过分关注。帮助患者分析现有的社会支持系统,扩大其社会交往的范围,协助患者维持正常的角色行为,鼓励患者发展新的支持系统,如参加群众互助团体或社区活动团体等。同时,应加强观察,防患者可能的自杀、自伤等行为,及时督促患者完成药物治疗计划。

第十七章

躯体疾病相关心理问题

1 抑郁症会与躯体疾病有关系吗?

在综合性医院,常有一些病人的抑郁与躯体疾病并存,它们的关系是:

(1) 抑郁以躯体症状来表现。如一些抑郁症患者主要表现为头痛、头昏、颈部发紧、腰酸腿痛等躯体不适,症状繁多、部位不固定,但没有器质性病变基础,而情绪悲观、兴趣减少、精力不足等表现可能被躯体症状掩盖。

(2) 抑郁可能是躯体疾病的一种直接后果。

(3) 抑郁可能诱发或促发躯体疾病。抑郁症可以是脑、躯体病的诱因,抑郁情绪可以使机体的免疫系统功能下降,机体生理生化的改变,可使躯体症状进一步加重。

(4) 抑郁可能加重了躯体疾病的痛苦。有抑郁表现的病人对疼痛或身体不适更加敏感。

2 哪些躯体疾病易合并发生抑郁症?

各临床科室常见的躯体疾病合并抑郁情况:

(1) 心内科疾病:心血管系统疾病如冠心病、高血压病等可引发抑郁症。

(2) 神经内科疾病:帕金森病、脑卒中(脑出血或脑梗死)、癫痫、阿尔茨海默病、重症肌无力等都可引发抑郁症。

(3) 妇产科疾病:更年期综合征患者常兼有抑郁和焦虑症状。妇女妊娠、产后都可出现抑郁症。

(4) 消化内科疾病:抑郁症可引发胃动力障碍、神经性厌食、神经性呕吐和肠易激综合征。

(5) 肿瘤疾病:20%～45%的癌症患者在病程的不同阶段会发生重症抑郁。

(6) 内分泌科疾病:糖尿病、甲状腺功能低下、肾上腺皮质功能低下、垂体前叶功能低下等患者常有抑郁表现。

(7) 风湿免疫科疾病:类风湿性关节炎可伴发抑郁症。

3 临床上抑郁症低识别、低治疗率的原因是什么？

（1）对抑郁症的知识了解较少，因此识别和治疗能力就差。

（2）不少患者即便有严重的抑郁症自己也不愿承认。

（3）患者认为有病发愁是正常的，不知道抑郁症是一种对身体有害、可防范、可诊断、可治疗的精神疾病。

（4）患者多以躯体不适来代替情感的表述。

（5）脑、躯体病症状与抑郁症混淆在一起，给诊断带来困难，非专业医师难以识别。

4 心前区常感到不舒服一定是心脏病吗？

心血管疾病合并抑郁症的发生率很高。当心血管疾病和抑郁症同时发生的时候，临床医生往往倾向于仅诊断和治疗心脏疾病，多数患者的抑郁症被漏诊。即使被识别，亦较少得到恰当充分的治疗。躯体症状（如胸痛和心悸）可能是一些抑郁症的显著特征，对此可造成误诊。抑郁症病人患缺血性心脏病和（或）高血压病的几率明显增加，反之亦然。冠心病患者因心肌供血障碍，常引起全身及脑部供血不足，并出现疲乏无力、胸部疼痛，甚至意识障碍；同时，因心脏是人体的重要器官，不少患者在病情发作时出现无法控制的死亡恐惧感，这些情况都可引发抑郁症。

5 抑郁症患者会表现为胃肠道症状吗？

有胃肠道症状不一定就是有器质性病变，有可能是抑郁症的一个表现。许多心理疾病患者都能出现胃肠道症状，但这些症状的出现并不意味着就是得了胃溃疡等实质性疾病。当出现反复的胃痛、恶心等消化道症状而找不出躯体病的依据时，一定及时到临床心理科进行检查和咨询，看看是不是抑郁症导致的，以免延误治疗。

6 原发性高血压病与抑郁症有关系吗？

心理社会因素是引起高血压病的重要原因，在预防高血压病时必须注重心理健康，而抑郁症也是高血压病的主要症状。高血压病除有头晕、头痛等躯体症状外，还有抑郁症这个心理疾病。在观察和治疗高血压病患者时，不但要关注他们的躯体状况，还要注意他们的心理状况，综合心、身两方面的因素，进行全面的医学和心理学的临床观察，以便使患者得到更好的治疗和康复。

7 糖尿病患者为什么容易出现抑郁症？

抑郁症在糖尿病发病和进展中起着重要作用，心理障碍也是糖尿病的症状之一。国内外的研究都证实，糖尿病患者的心理状态比一般人差得多。在治疗糖尿病患者的抑郁

185

症时,必须对糖尿病患者的病情加以控制,同时由于抑郁症加重脑部的病变的损害,也应积极控制。糖尿病患者的认知过程常出现损害,使患者学习新知识的能力下降,而且注意力、记忆力等的降低还直接影响了患者自信心和情绪,患者还因自卑、对疾病的过分担心等心理障碍,不愿积极主动地参与到治疗中,造成了糖尿病控制不良。另外,并发症发生的危险性增高、治疗不利、病情迁延加重,都能使抑郁症进一步加重,形成恶性循环。

8 **治疗躯体病的药物可以引发抑郁症吗?**

一些治疗躯体疾病的药物,一方面对于疾病起积极的治疗作用,另一方面产生不良反应,有时可引发抑郁症。服用某些药物可造成患者的抑郁症,但这种情况有很大的个体差异性,也就是说服同样的药物,一个人可能出现抑郁症,另外的人可能不出现抑郁症,这就要求大家对药物也可引发抑郁症的情况有所了解,并密切观察患者在服药后的情绪,在患者出现抑郁症时,及时改换相关药物,并积极治疗抑郁症。药物使患者产生抑郁症的原因现在还不完全清楚,最大的可能是这些药物影响了脑内与抑郁症有关的神经递质的功能,引发功能障碍。

9 **哪些药物可引发抑郁症?**

(1)抗高血压药物:使用利血平及含利血平的复方制剂,有些人可出现情绪低落、兴趣减退、易激惹、活动减少、食欲、疲乏无力、有自杀企图等不同程度的抑郁症状。

(2)抗消化性溃疡药:某些 H_2 受体阻滞剂,如雷尼替丁等,部分患者使用后可能出现抑郁症状。

(3)抗焦虑药和中枢兴奋药:使用安定等苯二氮䓬类药物,突然停药可能引起抑郁症状。

(4)中枢兴奋药:苯丙胺、可卡因的突然停药可能引发抑郁障碍及自杀行为。

(5)抗精神病药物:奋乃静、氯丙嗪等可能引发抑郁症状,症状常在用药 1~2 周后出现。

(6)激素类药物:使用肾上腺皮质激素和促肾上腺皮质激素,有部分患者出现抑郁障碍及自杀行为,也有不少患者也出现躁狂状态。

10 **为什么长期化疗后要防止发生抑郁症?**

癌症病人常用的多种化疗药物是诱发药源性抑郁症的常见原因之一,当然,使用化疗药物后是否会发生抑郁症,与病人的个体素质、有无精神病家族史、服药时间的长短均有一定的关系。药源性抑郁症常具有以下几个特点:① 在出现抑郁症前病人大多有静坐不安、心神不宁等锥体外系反应;② 出现情绪不稳,波动性焦虑、烦躁,随后发展成抑郁、消极,甚至有自杀倾向;③ 病人常有种难以描述的身体不适感;④ 减量原用药物或停药后,抑郁症状可逐渐缓解,再次使用该药又可诱发抑郁。一旦使用化疗药物后患者出现了抑郁表现,应考虑到药源性抑郁症的可能性,不要把出现的精神症状简单地归咎于心理因素,要及时停药观察,或改用其他化疗药物,必要时应前往专科医院就诊。

11 患躯体疾病为什么会出现焦虑障碍?

在医院住院和门诊病人中,许多躯体疾病常伴发焦虑障碍并存,究其原因我们不难发现:

(1)病人对自己的病情认识不清,有的病人认为自己的疾病严重,如癌症病人在诊断和确诊的过程中,认为癌症会危及生命,从而产生焦虑。

(2)对治疗的方案产生恐惧心理,如癌症病人通常会对化疗可能会带来的副作用产生恐惧,手术病人术前也容易产生焦虑。

(3)部分患慢性疾病的病人由于病程较长,一时难以彻底治愈,对未来缺乏信心;有的病人因家庭经济困难,为治病花费了不少钱,认为拖累了家人感到内疚而产生焦虑。

(4)有的病人对医院的环境不习惯,如住院病人从家里熟悉的环境到陌生的地方,生活处处不习惯,引起失眠和焦虑。

12 哪些躯体疾病可能合并发生焦虑障碍?

目前已知许多躯体疾病会伴发焦虑障碍,一方面,焦虑障碍能引发躯体疾病,另一方面,躯体疾病又会伴发焦虑障碍。在我国城市综合性医院,仅以内科住院病人为据进行流行病学统计,发现身患慢性和较严重的躯体疾病的患者中,33%~50%的人可诊断出患有焦虑障碍。

我们把临床科室伴发焦虑障碍的常见疾病简述如下:

(1)神经内科疾病:急性中风后,患者常因不能适应伴发焦虑障碍,其发生率高达3.7%~24%。有研究发现,脑部缺血性疾病患者的焦虑障碍发生率为11.1%。焦虑常可引发头痛、眩晕、四肢麻木、感觉异常、全身发抖等自主神经症状。据有关报道,焦虑等因素和患帕金森症之间存在一定的关系,美国梅奥医院的研究人员研究发现,焦虑的人患帕金森症的风险更大。患帕金森症的病人近30%患有焦虑障碍。

(2)心血管疾病:高血压病继发的焦虑在临床上也较为多见,焦虑又使患者的血压升高。心脏病患者也常常伴发焦虑,在心脏科就诊的病人中,有半数病人有焦虑障碍;焦虑在心脏病的发生、发展中起着一定的作用。在冠心病监护病房,至少有80%的患者存在不同程度的焦虑。

(3)内分泌疾病:患糖尿病的病人中发生焦虑性障碍的比率很高,多数病人有明显的焦虑情绪,甲状腺功能亢进的患者也多有焦虑性障碍的存在。

（4）消化科疾病：临床发现溃疡、慢性肝病、慢性胰腺炎、肠道易激惹综合征等疾病患者中多会引发焦虑性障碍。据流行病学调查，胃肠道疾病在焦虑障碍病人中的比例高于一般人群，二者之间的关系可能是焦虑引起植物神经功能紊乱导致胃肠功能异常和中枢 α-肾上腺素能受体功能障碍。焦虑、抑郁等不良心理状态通过脑-肠轴、植物神经系统、神经内分泌系统调节胃肠功能。在这些患者中，焦虑使夸大了大脑对腹痛的处理，变得对疼痛更为敏感。反过来这种夸大的躯体症状又加重了焦虑的程度。

（5）慢性肺病：焦虑和肺部的疾病关系密切，尤其在慢性肺病中惊恐发作很频繁。在慢性阻塞性肺病中，焦虑障碍比较常见。一方面因为慢性阻塞性肺疾病是一种慢性疾病，随着年龄和病情的进展会更加趋向严重，引发病人产生焦虑和惊恐；另一方面，我国的老年人和子女常不住在一起，独自居住的较多，担心以后年老病重后果严重，许多病人平时不敢出门，怕发病无人照顾，出现惊恐障碍伴广场恐惧。再则，呼吸内科的医生很少在对慢性阻塞性肺疾病的诊疗过程中注重病人的心理治疗，致使影响了医疗，造成不良预后。

（6）肿瘤：在癌症诊断和治疗过程中，多数病人由于对死亡、疼痛及残废等后果的担心，和癌症等于死亡的错误认识，难免产生焦虑和恐惧的情绪，这些病人常伴发明显的焦虑障碍，其中 20% 的重度焦虑与担心癌症复发有关，病情未缓解者及化疗者焦虑程度增加，有的病人还出现条件反射性呕吐。

（7）妇产科疾病：妇产科疾病许多是由月经、妊娠、分娩等女性特有的生理现象所引起的心理问题，如闭经、痛经、分娩、难产等，都易产生焦虑。一些妇女患了妇产科疾病后常伴发焦虑障碍，她们感到难为情，不愿对人诉说。有的患卵巢、子宫肌瘤的病人担心手术治疗会影响女性特征，有报道此类疾病术后患焦虑障碍的占 50%。

此外，皮肤科一些反复发作难以治愈的皮肤疾病，如神经性皮炎、瘙痒、白癜风，风湿免疫科的红斑狼疮、类风湿性关节炎，肾脏内科长期做肾透析的慢性肾炎病人等，都常常伴发焦虑障碍。

13 躯体疾病伴发焦虑障碍可以从哪些方面识别呢？

在综合性医院门诊或病房，我们经常可以看到这样的病人：在就诊或医生查房时，往往会向医生诉说身体的某个方面不适。临床医生一般会根据病人的躯体症状来诊断病人患了何种疾病，却很少关注或忽视了病人的心理疾病。

识别躯体疾病的患者是否伴发焦虑障碍其实并不难，在明确诊断躯体疾病后，可根据病人是否因疾病而形成的紧张不安、恐慌、和痛苦的情绪等情况来识别。具体可从以下几个方面来关注：

（1）是不是经常为自身疾病的感到提心吊胆、心烦意乱、坐立不安，感到危险马上要发生，终日像"热锅上的蚂蚁"？

（2）是不是感觉很难入睡，整天感到头昏头晕、记忆力差等？

（3）是不是经常感到胸闷、心慌、胸痛、头痛和呼吸不畅？

14 **癌症病人为什么多伴有焦虑障碍?**

肿瘤作为一类严重威胁生命的疾病,患者受恐癌心理的影响,加之对癌症治疗的医学进展情况了解较少,很容易产生较强的心理反应,癌症患者在接受诊断时已经在心理上承受着一定的压力,加上在治疗中会出现一定的毒、副反应,由此产生焦虑恐惧心理就不奇怪了。很多病人经过治疗,肿瘤的病情虽然已经控制,但焦虑障碍并无好转。

15 **偏头痛与焦虑有关系吗?**

在医院的神经内科,经常会遇到因头痛来就诊的病人,他们多因头痛经常发作而无法正常生活和工作。在病人来初诊时,往往会向医生倾诉自己的躯体不适,如头痛、睡眠不好等,而有的医生也容易从躯体症状看问题。其实,偏头痛本身和抑郁及焦虑之间存在着密切关系,抑郁和焦虑可以引发偏头痛,而偏头痛也可能诱发是抑郁和焦虑,因此在治疗偏头痛时应考虑是否伴发焦虑的因素。

根据有关报道,帕罗西汀、黛力新本身就有镇痛作用,可以起到预防偏头痛发作的作用。临床应用发现并无其他显著不良反应。因此,对于伴有焦虑状态的偏头痛患者,除对症治疗外,应合并应用黛力新。这对改善病人的生活质量、提高治愈率非常重要。

16 **糖尿病患者为什么容易出现焦虑?**

近年来随着医学模式的转变糖尿病(DM)作为一种心身疾病已得到医学界的认同。心理因素与情绪在糖尿病过程中有着重要的作用,同时糖尿病本身也可引起情绪障碍,产生一系列的心理问题。研究发现糖尿病患者中广泛性焦虑的发生率很高。有很多研究表明,DM 患者出现焦虑和抑郁情绪与心理社会因素相关,具体有以下三方面原因:① DM 作为一种慢性疾病所带来的应激,患者短期内不能接受自己得了这种缺乏根治方法终身性疾病,以及经济负担等诸多方面的因素。② DM 带来的种种限制对患者生活的影响,终身用药及定期监测血糖等都与焦虑有关,病程长需使用胰岛素治疗的患者焦虑情绪发生率更高。③ 患者对糖尿病可能引起严重躯体并发症过分担心。相反,某些接受抗焦虑和抗抑郁合并治疗后抑郁和焦虑等负性情绪得到明显改善的患者,在前面所描述的生化、免疫指标也趋于恢复正常的同时血糖也随之下降了。

17 **疼痛与失眠有关系吗?**

疼痛虽然使人产生痛苦和不快,但事实上也具有防御性的保护意义,疼痛是机体受到伤害或患有疾病时产生的一种信号或警告,以便人们及时采取行动,去除伤害刺激或消除病灶。从这个意义上说,疼痛对人们保持健康是有利的,有它积极一面的作用。

在躯体产生疼痛感觉的同时,常常会使人在情绪上出现一些不愉快的体验,如:焦虑不安、烦躁、心乱如麻、坐卧不宁,甚至难以名状。这些不安宁的情绪反应,以及疼痛本身所造成的痛苦,都会使正常的工作、学习和休息受到影响,当然在疼痛钻心和痛苦不安的时候能安然入睡则是不现实的。在急病重症疼痛严重时,更常会导致彻夜不眠。

18 手术前为什么会失眠?

手术前紧张,尤其在大手术前紧张,这是正常的情绪反应。人在前途未卜、安危难测时,心理上总会产生相应的反应。由于个性素质的差异,可表现为不同程度的焦虑不安、恐惧紧张、瞻前顾后、迟疑踌躇,严重者更是忧愁苦恼、悲哀绝望。此时大脑皮层呈现高度兴奋活动,很难转入抑制状态而出现失眠。如果术前睡眠不好,甚至失眠严重,会对手术和术后的康复带来不良影响,所以手术前夜医生一般都会给手术病人服用安定类药物,以帮助稳定情绪,促进睡眠,使入睡容易些,睡眠质量好一些。当然,关键还得靠病人能以正确平静的心态来对待手术,再重大的疾病,能手术就是有希望,自己应该顺其自然,乐观对待。这样就可避免或减轻失眠的发生。

19 睡眠障碍为什么可能是许多躯体疾病的先兆?

人体是一个复杂的有机整体,器官之间可以相互影响,部分躯体疾病在发病之前或发病早期会以各种睡眠障碍为先兆,因此,关注睡眠障碍可以及早发现和预防某些躯体疾病。

有调查发现,30%左右的脑动脉硬化、脑萎缩、老年痴呆的患者的前驱症状包括时常惊醒、睡眠时间明显减少、昼夜颠倒等;10%左右的脑部肿瘤患者的前驱症状包括间断性失眠,伴头痛、恶心。15%左右的甲亢、肺结核、糖尿病、急慢性肾炎、偏头痛的患者的前驱症状包括习惯性失眠,伴烦躁、烦渴、头晕等;10%左右的风湿热患者的前驱症状包括持续性失眠,伴胸闷、心慌、关节痛等症状;15%左右的溃疡病患者的前驱症状包括突发性失眠、胃痛等症状。

20 治疗躯体疾病的药物与睡眠障碍有什么关系?

饮酒、药物滥用、药物依赖及戒断症状均可引起失眠。常见的药物有兴奋剂、镇静剂、甲状腺素、避孕药、抗心律失常药等。不少药物在发挥其必要的治疗作用时,还会引起失眠,最为明显的是对中枢兴奋作用强的药物。如:治疗儿童多动症的利他林、匹莫林、苯丙腔等,治疗哮喘用的氨茶碱、麻黄素等。这些药物都能使大脑皮层的兴奋性提高,从而导致入睡困难、觉醒次数增多的失眠现象。一些降压药也都容易引起失眠,尤其是β受体阻滞剂,这类药可使晚间觉醒时间延长。此外,各种肾上腺皮质激素类药物,如强的松、地塞米松、可的松等,也都有精神兴奋作用,会引起失眠。

21 为什么体质弱的人容易失眠?

人们很少注意体质对睡眠的影响,体质因素也可是失眠的根源,增强体质可改善睡眠。

体质因素对睡眠的影响是多方面的,体质弱者容易伴有失眠常与下列原因有关:① 活动兴奋性。没有足够的兴奋疲劳,大脑皮层对睡眠的休整需要也减少,引起失眠。② 情绪稳定性。体弱者的情绪稳定性往往也较差,常易受生活事件的影响而起伏波动,从而影响睡眠。③ 神经敏感性。体弱者的神经感受性大多过分敏感,他们对声响、光亮、冷热、痛痒等外界刺激的细小变化都会有超敏的感受并引起强烈的反应,从而干扰和影响睡眠。④ 自身不适性。体质差者常伴有一些慢性疾病及不适感,每当夜深人静时不适感加重,影响睡眠。

22 躯体疾病合并睡眠障碍如何治疗?

脑部和躯体器质性病变引起的失眠,应尽量治疗原发病症,必要时在无禁忌证的情况下,酌情给一些安眠药物。有些情况下,在原发病痊愈或症状得到控制后,失眠并未随之相应好转,治疗首先在于使患者正确认识疾病的本质,理解诸多症状产生的机制;其次,建立一套劳逸结合和适当参加文体活动的合理作息制度,在此基础上,再适当采用中西药物、针灸、理疗等方法消除症状,才能达到治疗目的。因此,对每个病人的失眠情况均应仔细加以分析,给以相应处理,才能取得较好疗效。

23 痴呆相关睡眠障碍有什么表现?

痴呆患者睡眠障碍表现为入睡困难,晨间早醒,睡眠维持能力明显下降,睡眠中频繁出现觉醒,睡眠呈片段性,而日间瞌睡或过度睡眠。患者睡眠紊乱的特征性表现为日落综合征,即多于傍晚或深夜出现神志恍惚或意识模糊,漫游、焦急、不安,激惹与好斗,严重者出现谵妄。痴呆程度越重,睡眠-觉醒周期紊乱越显著。反之,睡眠-觉醒周期紊乱又可加重痴呆患者的认知功能的障碍。

24 痴呆相关睡眠障碍如何治疗?

(1)一般治疗:限制白天小睡,维持夜间睡眠环境的稳定,不要经常变换睡眠场所。在日间应尽量让患者多暴露在阳光下。

(2)褪黑素治疗:褪黑素对于治疗痴呆相关性睡眠障碍患者的睡眠节律失调疗效良好。能够有效地改善痴呆相关性睡眠障碍患者的睡眠主诉。

(3)药物治疗:尽量避免使用长效苯二氮䓬类药物,否则可能加重精神错乱与认知功能障碍。对于患者出现的各种精神行为症状可以选择应用抗精神病药物治疗,如使用小剂量利培酮、奥氮平、奎硫平等,以控制激越、攻击行为等精神症状,但不能长期应用。

25 帕金森综合征相关性睡眠障碍有什么表现？

帕金森综合征患者最常见的睡眠相关性症状为入睡困难，翻身困难，无辅助时不能起床，下肢痛性痉挛，尿频，生动的梦境、梦魇、后背痛和幻视等。

帕金森综合征患者经药物治疗后可能改变或加重已有的睡眠障碍，甚至产生新的睡眠问题。可表现为生动的梦境（服药早期多见）、睡眠中发出牙牙学语声、睡眠期震颤、睡行症、夜间不自主肌阵挛以及睡眠-觉醒周期紊乱等，也可出现夜惊。

26 帕金森综合征相关性睡眠障碍如何治疗？

（1）一般治疗：白天尽量起床活动，多暴露在太阳光下，尽量避免白天的午睡或打盹，晚上适当推迟上床时间。

（2）调整帕金森综合征治疗药物方案：小剂量的多巴胺受体激动剂可改善睡眠质量，而大剂量的多巴胺受体激动剂可致睡眠破坏。睡前服用息宁或多巴胺受体激动剂能够改善睡眠。

（3）药物治疗：通常选择应用以下药物短期应用：阿普唑仑、咪达唑仑、唑吡坦等，睡前口服给药。由于苯二氮䓬类药物长期使用可能产生耐受，可以考虑使用抗抑郁药氟伏沙明、曲唑酮、米氮平等，睡前给药。对于日间瞌睡的患者，常选择匹莫林、哌甲酯。由于这些药物的疗效短暂，较有效的治疗是调整左旋多巴的服药时间。

27 脑变性病相关性睡眠障碍有何特征？

脑变性病相关性睡眠障碍是指一组以行为异常或不自主运动为基本特征的缓慢进展性疾病出现的睡眠紊乱。

睡眠障碍症状包括失眠（入睡困难、睡眠中易醒或早醒）、过度睡眠和睡眠中出现异常行为。多数患者的24小时睡眠-觉醒节律紊乱，脑变性病相关性睡眠障碍患者常在NREM睡眠第1、2期出现自动行为、阵发性肌阵挛或周期性肢体运动障碍，一个或多个肢体较长时间的强直性收缩等，这些都提示运动系统的变性病情通常缓慢进展。

28 变性病相关性睡眠障碍如何治疗？

（1）一般治疗：注意培养与保持良好的睡眠卫生习惯。

（2）心理治疗：神经系统变性病患者常常伴随抑郁，此时可引发或加重睡眠障碍，长期慢性失眠又可加重抑郁。因此，适当给予心理治疗，有助于减轻睡眠障碍。

（3）药物治疗：对于入睡困难、睡眠中容易觉醒和早醒的患者，可以根据具体情况选择苯二氮䓬类药物（如艾司唑仑、阿普唑仑等）、咪唑吡啶类（如唑吡坦）与环吡咯酮类（如佐匹克隆）药物。对于伴抑郁的患者，同时给予有镇静作用的抗抑郁剂如米氮平、曲唑酮等治疗，可较好地改善睡眠。

附：

激惹、抑郁和焦虑自评量表（IDA）

指导语：本量表的目的是评估您最近一周的感觉，请按顺序阅读每一道题，在最适合您的答案下打钩。每题只选一个答案，请回答全部问题。

1. 我感到高兴
   ☐ 我很高兴；　　☐ 有时高兴；　　☐ 很少高兴；　　☐ 一点也不高兴

2. 我能坐下来，并且感到很轻松
   ☐ 完全能做到；　☐ 有时能做到；　☐ 不能完全做到；☐ 一点也做不到

*3. 我的胃口
   ☐ 非常差；　　　☐ 较差；；　　　☐ 很好；　　　　☐ 非常好

*4. 我经常发脾气，并且怒斥别人
   ☐ 经常是；　　　☐ 有时是；　　　☐ 不完全这样；　☐ 从不这样

5. 我能笑，并且很开心
   ☐ 是这样的；　　☐ 有时是这样；　☐ 很少这样；　　☐ 从未这样

*6. 我感到我可能会失去控制，并且会伤害别人
   ☐ 有时；　　　　☐ 偶尔；　　　　☐ 很少；　　　　☐ 从来不

*7. 我胃部不适
   ☐ 经常这样；　　☐ 有时这样；　　☐ 很少这样；　　☐ 从未有过

*8. 我脑中有自伤的想法
   ☐ 有时有；　　　☐ 很少有；　　　☐ 几乎没有；　　☐ 从未有过

*9. 我早醒
   ☐ 2个小时以上；☐ 大约,1小时；　☐ 少于1小时；　☐ 睡眠正常

*10. 我感到紧张
   ☐ 经常紧张；　　☐ 有时紧张；　　☐ 很少紧张；　　☐ 从不紧张

*11. 我可能会伤害自己的感情
   ☐ 肯定会；　　　☐ 有时会；　　　☐ 很少会；　　　☐ 绝不会

12. 我保持原有兴趣
   ☐ 绝大部分仍存在；　　　☐ 部分存在；
   ☐ 很少存在；　　　　　　☐ 完全不存在

13. 我有耐心与别人相处
   ☐ 全部时间；　　　　　　☐ 绝大部分时间；
   ☐ 部分时间；　　　　　　☐ 从没有过耐心与人相处

*14. 无缘无故地恐慌或惊恐
   ☐ 经常有；　　　☐ 有时有；　　　☐ 很少有；　　　☐ 从没有过

*15. 我对自己或听到我的名字就恼火
   ☐ 经常是这样；　☐ 有时是这样；　☐ 不常这样；　　☐ 从没有过

*16. 人们使我心烦意乱，以致于我要摔门或摔东西
   ☐ 经常是；　　　☐ 有时；　　　　☐ 偶尔；　　　　☐ 从来没有

17. 我独自外出，不感到紧张
   ☐ 是的；　　　　☐ 有时是；　　　☐ 很少；　　　　☐ 从没有过

*18. 最近，我对自己感到不满
   ☐ 一直这样；　　☐ 经常这样；　　☐ 很少这样；　　☐ 从未这样

注：*为反向评分